rüffer & rub

REDEN ÜBER STERBEN

Hrsg. von
Elena Ibello
Anne Rüffer

rüffer & rub cares

Wir danken unseren Mitgliedern und GönnerInnen, die sich seit Jahren für die Entwicklung von Palliative Care einsetzen und uns bei der Entstehung dieses Buches maßgeblich unterstützt haben.

Vorstand und Team von palliative zh+sh

Erste Auflage Herbst 2016

info@ruefferundrub.ch | www.ruefferundrub.ch

Umschlag: © 123rf.com | Maksim Shebeko
Porträt Elena Ibello: © Irene Stiefel
Porträt Anne Rüffer: © Mali Lazell

Schrift: Filo Pro
Druck und Bindung: CPI – Ebner & Spiegel, Ulm
Papier: Fly 05, spezialweiß, 115 g/m², 1.2

ISBN 978-3-906304-07-6

WAS
AM ENDE
BLEIBT

Selten zu früh, manchmal zu spät: Reden über Sterben

Monika Obrist

Über alles hatten wir gesprochen während der wenigen, aber intensiven Jahre, in denen wir uns kannten, meine Freundin Katharina und ich, nur über das Sterben nicht. Katharina war 39 und hatte mehrere Operationen hinter sich, bei denen ihr fast alle Organe aus dem unteren Bauchraum entfernt worden waren. Trotz strenger Diätvorschriften und Problemen mit Darm und Blase lebte Katharina ihr Leben mit Krebs in einer fast unübertreffbaren Intensität. Sie reiste immer wieder ans Meer und in die Berge, malte leidenschaftlich, besuchte ihre Freunde, war ständig unterwegs. Ich begleitete sie in einem der letzten Sommer ihres Lebens an die Adria, wo wir stundenlang an der Küste der Maremma saßen, malten und badeten, und im Herbst fuhren wir an die Nordsee mit den unendlichen Sandstränden, dem Wind, den Leuchttürmen und Strandkörben. Katharina war rastlos und hungrig nach Leben, obwohl der Krebs in ihrem Körper langsam weiterwuchs.

Ein Jahr nach unseren gemeinsamen Reisen kam die Zeit der vielen Krankenhausaufenthalte und Konsilien bei Heilern und Alternativtherapeuten. Katharina erhoffte sich ein Wunder. Weiterleben war die einzige Alternative, und Katharina war bereit, alles dafür zu investieren. Sie verliebte sich nochmals. Der Mann lebte in den USA und schrieb ihr lange Briefe. Katharina erwog, in die USA zu reisen. Doch dann trat eine akute Verschlechterung mit Versagen von Nieren und Leber ein. Ein letztes Mal besuchte ich sie im Krankenhaus in München. Nach sechs Stunden Fahrt fand ich sie in der Agonie, die Augen geschlossen, schwer atmend und unansprechbar. Es war zu spät, um über das Sterben zu sprechen, ich konnte sie nicht mehr fragen, was sie sich für diese letzten Stunden gewünscht hätte, wie sie sich ihren Abschied vorgestellt hat, wo und wie sie beerdigt werden möchte. Ich fühlte mich hilflos und traurig.

Obwohl wir uns intensiv mit spirituellen Fragen auseinandergesetzt, tiefe Erfahrungen gemacht hatten von Verbundenheit und Sinngebung über unsere irdische Existenz hinaus und sogar meinten, eine gewisse Abgeklärtheit erreicht zu haben, und obwohl wir in unserem beruflichen Umfeld viele andere Menschen in ihrem Sterben begleitet hatten, waren wir dennoch hilflos angesichts dieses am eigenen Leib und am Leib der Freundin erlebten körperlichen Geschehens von Sterben. »Stirb, bevor du stirbst!« Diesen Satz des großen Sufi-Mystikers Jelaluddin Rumi hatten wir als geistige Dimension des Loslassens gedeutet und uns darin geübt. Was es aber heißt, die eigene physische Existenz tatsächlich und unwiderruflich loszulassen, das wussten wir damals beide noch nicht.

Die Erfahrung von Katharinas Tod war einschneidend und führte mich auf eine neue Ebene der Auseinandersetzung mit dem Leben. Seither stelle ich mir immer wieder vor, wie ich am Ende meines Lebens vor einer imaginären Türe stehe, zurückblicke und mich frage, ob ich alles wirklich Wichtige gelernt, getan, geliebt, erlebt und zugelassen habe.

Einige Jahre später, während meiner Tätigkeit in der Spitex, habe ich oft mit meinen Patientinnen und Patienten und ihren Angehörigen über das Sterben und über ihre Wünsche für ihre letzte Lebensphase gesprochen. Die meisten von ihnen wünschten sich, zu Hause sterben zu können. Das konnte in vielen Fällen möglich gemacht werden mit der Hilfe von Angehörigen, Freiwilligen, einem professionellen Palliative-Care-Team und vor allem mit ausführlicher Kommunikation und guter Zusammenarbeit. Ich erinnere mich an einen 80-jährigen ehemaligen Lehrer, der bewusst die lebenserhaltenden Therapien im Spital abgebrochen hatte, um in seinem wunderschönen Bauernhaus an einem Sonntagmorgen bei Sonnenaufgang zu sterben, umgeben von seiner Familie. Der Friede, der uns Beteiligte bei diesem Erlebnis umfing, ist unvergesslich.

Viele Menschen, die beruflich oder als freiwillige Begleitende Menschen beim Sterben beistehen, denken intensiv darüber nach, wie das Gespräch über das Sterben, insbesondere das rechtzeitige Reden über das Sterben, in seiner dringenden Notwendigkeit deutlich gemacht werden kann. Gerade weil wir in unserem Familien- und Freundeskreis, aber auch im professionellen Umfeld die Erfahrung gemacht haben, dass klärende Gespräche geholfen haben. Oder geholfen hätten. Sie können Gefühle von Angst und Hilflosigkeit in Mitgefühl und Beistandschaft verwandeln. Sie können helfen, mit einer starken Empfindung von Selbstbestimmtheit Entscheidungen im Rahmen des Machbaren zu treffen, den verbleibenden Rest des eigenen Lebens auszukosten und zu gestalten. Sie können möglich machen, dass Beziehungen noch geklärt werden und unaufgeräumte Angelegenheiten in Ordnung gebracht werden können.

Die frühzeitige Kontaktnahme und enge Zusammenarbeit von pflegenden Angehörigen mit Fachpersonen der Palliative Care ermöglichen eine den individuellen Bedürfnissen angepasste Pflege und Begleitung. Peinigende Symptome können behandelt werden, und es können Vorbereitungen für verschiedene Situationen, die im weiteren Verlauf zu erwarten sind, getroffen werden. Dies schafft einen sicheren Rahmen für den sterbenden Menschen, ermöglicht eine Atmosphäre von Ruhe und Vertrauen.

Zahlreiche wissenschaftliche Studien belegen, dass Menschen ruhiger und friedlicher sterben und Angehörige weniger traumatisiert zurückbleiben, wenn über das Sterben im Voraus gesprochen wurde, wenn Fragen geklärt, Therapieformen besprochen und die notwendige Hilfe für den Fall, dass es schlechter geht, vorbereitet wurden. Meine eigene subjektive Erfahrung in der Begleitung von Menschen in der letzten Lebensphase deckt sich mit diesen Befunden. In Neuseeland und Kanada hat sich »advance care planning«, das vorausschauende Planen der letzten Lebensphase durch eine eigens dafür entwickelte Gesprächsmethode, die ganz auf die subjektiven Werte, Wünsche und Bedürfnisse des betroffenen Menschen ausgerichtet ist, bewährt. So gut, dass diese Methode in vielen anderen Ländern, darunter Deutschland, übernommen worden ist und jetzt auch in der Schweiz entwickelt wird. An dieser Entwicklung sind wir als Gesellschaft für Palliative Care beteiligt und hoffen, mit diesem Angebot vielen Menschen helfen zu können, ihre Wertvorstellungen, ihre Wünsche und Anliegen zur Gestaltung ihres Lebens bis zum Tod so leben zu können, wie sie es sich wünschen, und dabei die richtige Unterstützung und Begleitung zu erfahren.

Das Reden über das Sterben ist in unserer Gesellschaft noch nicht Normalität, sondern immer noch die Ausnahme.

Aus dem Nachdenken darüber, wie wir anregen können, dass Menschen miteinander frühzeitig über das Sterben sprechen, und aus vielen Gesprächen ist dieser vorliegende Band entstanden. Er ist ein Anfang.

Monika Obrist
Geschäftsleiterin palliative zh+sh, pallnetz.ch

Vom Sinn letzter Worte – Dignity Therapy als Spiritual Care am Lebensende

Simon Peng-Keller

Dass den letzten Worten eines Menschen ein besonderes Gewicht zukommt, ist eine alte menschliche Erfahrung. Das gilt besonders dann, wenn sie bewusst als letzte Worte gesprochen wurden. Im alttestamentlichen Buch Tobit wird erzählt, wie die gleichnamige Hauptfigur vor seinem Tod seine Nachkommen zu sich ruft, um ihnen ein Vermächtnis zu hinterlassen (Tob 14,3–11). Dankbar blickt Tobit auf sein Leben zurück und schaut voraus in die Zukunft. Er fasst in Worte, was ihm wichtig war und was seine Nachfahren in Erinnerung behalten sollen. Auf diese Weise gibt er den Segen, der auf seinem langen Leben lag, an seine Angehörigen weiter.

In letzten Worten kann sich mitunter die »Essenz« eines Lebens kristallartig verdichten. In ihnen schwebt ein Hauch von Ewigkeit. Sie überdauern den Tod, werden weitererzählt und wie ein kostbares Geschenk gehütet, und sie werden in Erinnerung behalten. Der Resonanzraum für geistige Vermächtnisse ist in den letzten Jahren nicht etwa geschrumpft, sondern er hat sich stark vergrößert. Zum einen aufgrund neuer Medien: Beschränkte sich in früheren Zeiten die Weitergabe letzter Worte gewöhnlich auf einen überschaubaren Kreis von Freunden und Angehörigen, so kann er sich heute auf ein weltweit vernetztes Kollektiv von Internetbenutzern ausdehnen.[1] Zum andern ist die Bedeutung von Vermächtnisworten in den letzten Jahren auch ins Blickfeld der Palliative-Care-Forschung getreten. Es ist das besondere Verdienst des kanadischen Psychiaters Harvey Max Chochinov, neu auf sie aufmerksam gemacht zu haben. Die von ihm entwickelte »Dignity Therapy« schafft einen Rahmen, der es sterbenskranken Personen erlaubt, vor ihrem Tod zur Sprache zu bringen, was ihr Leben einzigartig gemacht hat, was sie bewegt und geleitet hat. Insofern dabei die »Generativität«, also die Weitergabe des Lebens an die nächste Generation, im Zentrum steht, geht es um eine Art der spirituellen Begleitung.

Die Dignity Therapy unterstützt Menschen dabei, ihr geistiges Vermächtnis zu Wort zu bringen und in Form eines Generativitätsdokumentes den ihnen nahestehenden Menschen zu hinterlassen. Sie ermutigt dazu, angesichts des nahen Lebensendes darüber nachzudenken, was das eigene Leben geprägt hat, wofür man gelebt hat und bis zum Ende leben möchte und was man den Menschen, die einem nahe sind, über dieses Ende hinaus mitgeben möchte. Ich skizziere im Folgenden zunächst den Hintergrund der Dignity Therapy und beschreibe sie dann in einem zweiten Schritt in ihren Grundlinien. Schließlich lege ich dar, weshalb die Artikulation eines geistigen Vermächtnisses, die in einer Vielzahl von Formen auftritt, zu den bedeutsamen Formen der Lebensendkommunikation gezählt werden kann. Insofern letzte Worte das gelebte Leben verdichten und weitergeben, geht es im vorliegenden Beitrag nicht über ein Reden *über das Sterben*, sondern um ein Reden *über das Leben angesichts des nahen Todes*.

Hintergründe der Dignity Therapy

Die Dignity Therapy ist eine Antwort auf die Frage nach einem würdevollen Sterben. Entwickelt wurde sie in der »Manitoba Palliative Care Research Unit« der kanadischen Stadt Winnipeg. In seinem grundlegenden Buch »Dignity Therapy. Final Words for Final Days« erinnert sich Chochinov an die Anfänge seiner palliativmedizinischen Forschung.[2] Zunächst habe er sich für die emotionalen Aspekte des Sterbeprozesses interessiert. Er wollte untersuchen, welche Faktoren den Wunsch hervorbringen, das Sterben zu beschleunigen. Dass dabei mehr und mehr die Zentralität des Würdeerlebens hervortrat, habe seinen ganzen Forschungsansatz verändert. Tatsächlich bewegt sich Chochinov diesbezüglich auf neuen Wegen. Seine Forschung zeichnet sich dadurch aus, dass er auf ein Phänomen fokussiert, das zwar in den Debatten um unterschiedliche Formen der Sterbebegleitung allgegenwärtig ist, bislang jedoch kaum empirisch erforscht worden war: Würde.

Mit seinem Forschungsteam entwickelte Chochinov zunächst ein Messinstrument, um das Würdeempfinden von palliativen Patienten zu erfassen (die »Dignity Scale«). Dabei bestätigte sich die Vermutung, dass es einen direkten Zusammenhang zwischen dem Gefühl des Würdeverlusts und Sterbewünschen gab. In der Analyse der Faktoren, die das Würdeempfinden von schwer kranken Patienten schwächen, kristallisierten sich zwei Faktoren als besonders gewichtig heraus: das Gefühl, respektlos behandelt zu werden, und jenes, für andere eine Last darzustellen. In den von Chochinovs Forschungsgruppe durchgeführten Studien rückte zunehmend der soziale Charakter des untersuchten Phänomens in den Vordergrund. Sie zeigen, dass Würde mit Würdigung verbunden ist. Das ist zwar keine neue Einsicht, doch entwickelte Chochinov ein klinisches und wissenschaftliches Instrumentarium, das es erlaubt, systematisch nach zentralen Aspekten einer die Würde stärkenden Begleitung am Lebensende zu suchen. Die Dignity Therapy ist die reifste Frucht dieses Forschungs- und Suchprozesses.

War Chochinovs Ansatz zunächst eher defizitorientiert, entwickelte er sich im Laufe der Jahre zunehmend zu einem ressourcenorientierten Therapiekonzept. Ein entscheidender Wendepunkt dazu bildete die Befragung von 50 terminal erkrankten Patienten.[3] Dank ihnen wurde es möglich, acht Faktoren herauszuarbeiten, die für die Erhaltung des Würdeempfindens als zentral betrachtet werden können: Kontinuität des Selbsterlebens, Erhaltung der sozialen Rolle, Generativität/Vermächtnis, Bekräftigung des Stolzes, Hoffnung, Autonomie/Kontrollerleben, Akzeptanz, Resilienz/Widerstandskraft. In der Dignity Therapy wird besonders der dritte Faktor betont: die Generativität, also die Weitergabe der eigenen Werte an nachfolgende Generationen.

Eckpunkte der Dignity Therapy

Die Dignity Therapy ist auf Situationen zugeschnitten, in denen meist nur wenig Zeit und Energie für zusätzliche Aktivitäten zur Verfügung steht. Sie dauert insgesamt nur zwei bis drei Stunden, verteilt auf drei Sitzungen. In einem vorbereitenden Treffen werden Sinn, Inhalte und Vorgehen geklärt. Die zentrale Sitzung dauert dann etwa eine Stunde und bewegt sich dem folgenden Fragekatalog entlang:[4]

1. Erzählen Sie mir ein wenig aus Ihrem Leben; besonders über die Ereignisse, an die Sie sich am meisten erinnern oder die am wichtigsten in Ihrem Leben waren. Was war Ihre beste Zeit?
2. Gibt es bestimmte Dinge, die Sie Ihrer Familie über sich mitteilen wollen? Gibt es bestimmte Erinnerungen, die Sie mit Ihrer Familie teilen wollen?
3. Was waren die wichtigsten Rollen, die Sie in Ihrem Leben eingenommen haben (familiär, beruflich, gesellschaftlich etc.)?
4. Warum waren Ihnen diese Rollen wichtig und was haben Sie Ihrer Meinung nach darin erreicht?
5. Was waren Ihre wichtigsten Taten, worauf sind Sie besonders stolz?
6. Gibt es Dinge, von denen Sie merken, dass sie noch ausgesprochen werden wollen? Oder auch Dinge, die Sie Ihren Angehörigen gerne noch einmal sagen möchten?
7. Was sind Ihre Hoffnungen und Wünsche für Ihre Angehörigen?
8. Was haben Sie über das Leben gelernt, was Sie gerne anderen weitergeben möchten?
9. Welchen Rat oder welche Lebensweisheiten würden Sie gerne an Ihre/n ... (Sohn, Tochter, Mann, Frau, Eltern etc.) weitergeben?
10. Gibt es Worte/Botschaften oder vielleicht sogar dringende Empfehlungen, die Sie Ihren Angehörigen mitgeben möchten, um ihnen zu helfen, ihre Zukunft gut zu bewältigen?
11. Gibt es andere Dinge, die Ihnen während dieses Gesprächs einfallen und die Thema sein sollten?

Die Fragen zielen in zwei Richtungen: Zum einen laden sie ein, wichtige Lebensereignisse und tragende Werte zu vergegenwärtigen (Fragen 1, 3–5); zum anderen regen sie an, mit Blick auf nahestehende Menschen über das eigene geistige Vermächtnis nachzudenken (Fragen 2, 6–10). Da das Vermächtnis aus dem Kondensat gelebten Lebens gewonnen wird, gehören beide Fragefelder zusammen. Auch wenn es sich bei der Dignity Therapy um einen ressourcenorientierten Ansatz handelt, bedeutet das nicht, dass nur Erfreuliches erinnert und erzählt werden soll. Zu den wichtigen Lebensereignissen, die in diesem Rahmen zur Sprache kommen, gehören oft auch solche von trauriger Natur. Auch das Schwere und Versäumte kann im Horizont übergreifender Lebenswerte, die man weitergeben möchte, zu einem Vermächtnis werden. Das kann beispielsweise die Form eines Wunsches annehmen, die Zurückbleibenden mögen aus begangenen Fehlern lernen und andere Wege beschreiten.

Das auf der Basis dieser Fragen geführte Gespräch wird aufgezeichnet, im Anschluss an die Sitzung transkribiert und editiert. In diesem Prozess der Verschriftlichung, durch den das gesprochene Wort eine dauerhafte Gestalt bekommt, soll das spontan Erzählte sprachlich geglättet und chronologisch geordnet werden. Gelegentlich stehen die Editoren auch vor der Aufgabe, die Empfänger eines Generativitätsdokuments vor potenziell verletzenden Aussagen zu schützen und sie in Rücksprache mit den betreffenden Personen anzupassen. Aussagen, die die Zurückbleibenden belasten, würden den Charakter eines Generativitätsdokuments stören.

Im letzten Treffen der Dignity Therapy steht die Übergabe des Generativitätsdokuments im Zentrum. Obwohl das Dokument bereits schriftlich vorliegt und sein materieller Charakter von symbolischem Gewicht ist, geschieht diese Übergabe zunächst auf dem Wege mündlicher Kommunikation. Die damit betraute Person liest das Dokument von Anfang bis zum Schluss vor. Damit kommt es zu einer eigentümlichen Umkehr: Die vormals Erzählenden werden nun zu Hörenden, die der Erzählung ihres eigenen Lebens lauschen und damit das Geschenk ihres zu Ende gehenden Lebens auf neue Weise zu

Gesicht bekommen. Nach den bisherigen Erfahrungen ist diese feierliche und poetische Form der Übergabe häufig ein emotional bewegender Moment. In ihm verdichtet sich, was die Dignity Therapy anstrebt: die Würdigung des gelebten Lebens an der Schwelle des Todes und die trostvolle Verheißung, nicht umsonst gelebt zu haben und über den Tod hinaus in positiver Weise weiterzuwirken. Die würdevolle Ästhetik letzter Erinnerungszeichen, die sich auch auf Friedhöfen findet, nimmt in der mündlichen Rezitation der Generativitätsdokumente eine besondere Form an. Was die Menschen dabei berührt, ist nach Chochinov nicht zuletzt die Reinheit der Worte, an denen kein Zeichen von Krankheit und Schwäche haftet und die nun eine Form gewonnen haben, die den Tod überdauern: »Die Idee, dass ›deine Worte selbst noch über deinen Tod hinaus durch Raum und Zeit klingen‹, macht die mit der Dignity Therapy verbundene Erfahrung ebenso einzigartig wie tiefgründig.«[5]

Vom Sinn letzter Worte: Selbstvergegenwärtigung und Generativität

Die Dignity Therapy erweitert nicht allein das Spektrum palliativer Unterstützungsangebote, sondern regt auch dazu an, über Sinn und Bedeutung letzter Worte und Gesten nachzudenken. Sie beleuchtet einen Aspekt der Lebensendkommunikation, der von allgemeiner Bedeutung ist. Dass Generativitätsdokumente in vielfältigen Formen auftreten, wurde eingangs schon erwähnt. Neben Briefen und Zeichnungen sterbender Kinder[6] sind heute internetbasierte Formen getreten: Audiobotschaften, Videos und Blogs. Der Sinn solcher Dokumente kann in zweifacher Hinsicht gesehen werden: Sie würdigen zum einen das gelebte Leben, zum anderen entsprechen sie einem Bedürfnis nach Generativität. Das soll im Folgenden im Einzelnen bedacht werden.

Würdigung des gelebten Lebens

Nach der Beobachtung des erfahrenen Klinikseelsorgers Erhard Weiher sterben Menschen getrösteter »in der Kraft der angeeigneten Lebensspanne«.[7] Durch würdigende Vergegenwärtigung wichtiger Lebensereignisse und zentraler Lebenswerte können sie sich am sicheren »Seil ihres gelebten Lebens« auf den letzten Abschied hin bewegen.[8] Weiher weist darauf hin, dass eine solche Selbstvergegenwärtigung sich auch indirekt vollziehen kann. Etwa wenn ein Patient auf der Palliativstation nachdenklich sagt: »Ja, dieses Jahr bin ich zum ersten Mal nicht in meinem Weinberg.«[9] Was nach einer nüchternen Beschreibung eines objektiven Sachverhalts klingt, kann als indirekte und vielschichtige Selbstmitteilung wahrgenommen werden. Weiher macht auf den symbolischen Charakter solcher Aussagen, auf ihre Ober- und Nebentöne, aufmerksam. Was auch immer der Weinberg für diesen konkreten Patienten bedeutet: Im Erzählen von ihm vergegenwärtigen sich die damit verknüpften Erfahrungen, Investitionen, Wünsche und Pläne: »Symbole sind eine Landschaft von Bedeutung. Sie enthalten die *Essenz von vielen Erfahrungen* im Weinberg, von Gelingen und Misslingen, von Sommer und Winter.«[10] Dass das zurückliegende Leben erzählend eingeholt und vergegenwärtigt werden kann, dass es in demselben Symbol als entschwunden betrauert und als unverlierbarer Schatz gewürdigt werden kann, gehört nach Weiher zur eigentümlichen Erzähllogik am Lebensende.

Das gilt auch für die Dignity Therapy. Wenn es in dem durch die zitierten Fragen strukturierten Erzählprozess darum geht, zusammen mit Patienten im Fotoalbum ihres Lebens zu blättern,[11] so vollzieht sich dabei, was Weiher auch beim spontanen Erzählen am Lebensende beobachtet: Es vergegenwärtigt und verlebendigt die Essenz des gelebten Lebens. In dem durch das achtsame Zuhören und Nachfragen geschaffenen Raum kann sie sich in einer Weise zeigen, die vielleicht nicht nur für den Zuhörer, sondern auch für den Erzähler oder die Erzählerin selbst neu ist. Wenn es dabei um ein Wiedereinholen gelebten Lebens geht, so doch nicht nur um ein repetitives Wiederholen von Vertrautem. Die besondere, in einem strengen Sinne einmalige Situation des Lebensendes bildet einen kreativen Raum, in dem etwas sich von einer neuen Seite zeigen oder vielleicht zum ersten Mal ausgesprochen werden kann.

Die Konstellation, die durch die Dignity Therapy geschaffen wird, fördert dieses kreative Moment. Für drei dichte Stunden treffen sich zwei Personen, deren Lebenswege sich bisher noch nie gekreuzt haben und es, was von Anfang an klar ist, nur in diesem begrenzten Rahmen tun werden. Dass es eine den Betroffenen unvertraute Person ist, der die besondere Aufgabe zukommt, das in einem solchen Gespräch sich zeigende Leben festzuhalten und ihm eine den Tod überdauernde Sprachgestalt zu geben, ist nur auf den ersten Blick merkwürdig. Ähnlich wie Seelsorgenden kommt denjenigen, die eine Dignity Therapy durchführen, eine stellvertretende Rolle zu. Wenn sie das ihnen erzählte Leben durch achtsames Zuhören und Verschriftlichung würdigen, so tun sie das in bestimmter Weise stellvertretend für die Gemeinschaft, zu der die erzählenden Personen gehören.

Generativität

Was Erik Erikson mit Blick auf die mittlere Lebensspanne als Generativität beschrieb – der Wunsch, sein Leben und seine Werte an andere weiterzugeben –,[12] spielt, wie die zitierten Studien zeigten, auch am Lebensende eine zentrale Rolle. Nach Andreas Kruse entspringt generatives Verhalten »nicht alleine aus dem Bedürfnis nach symbolischer Unsterblichkeit, sondern setzt auch Vertrauen in die Natur des Menschen und die jeweilige Gesellschaft voraus, das ein Engagement für andere Menschen als zumindest sinnvoll erscheinen lässt«.[13] Irvin D. Yalom spricht in diesem Zusammenhang vom »Welleneffekt«:

> **»Er bezieht sich auf die Tatsache, dass jeder von uns – oft ohne bewusste Absicht oder Wissen – konzentrische Einflusskreise erzeugt, die sich jahrelang, und sogar über Generationen hinweg, auf andere auswirken können. [...] Die Vorstellung, dass wir etwas von uns selbst, sogar jenseits unseres Wissens, hinterlassen können, bietet für jene eine durchschlagende Antwort, die behaupten, die eigene Endlichkeit und Vergänglichkeit ziehe unausweichlich Sinnlosigkeit nach sich.«[14]**

Der Wunsch nach Generativität findet sich nicht nur bei hochaltrigen Menschen, die wie Tobit in letzten Worten und Gesten Kinder und Enkel segnen. Wie die eingangs erwähnten Generativitätsdokumente eindrücklich belegen, zeigt er sich auch bei jungen Menschen, die ihre eigenen Ausdrucksformen finden, um ihre Eltern oder Geschwister ein letztes Mal zu beschenken und sich in ihr Gedächtnis einzuschreiben. Eindrückliche Beispiele dafür finden sich in einem Beitrag der Kunsttherapeutin Katrin Hillermann über das Zeichnen und Malen mit sterbenden Kindern, Jugendlichen und jungen Erwachsenen. Hillermann erzählt unter anderem von ihrer Arbeit mit Büsra, einer jungen Frau, die als 16-Jährige an einem Neuroblastom erkrankte und vier Jahre später daran starb:

> **»Alle ihre Bilder waren Geschenke. Die Familie zog innerhalb dieses Jahres in eine neue Wohnung. Büsra durfte alle Zimmer neu und nach ihren Vorstellungen einrichten. Nun malte sie für**

jedes Zimmer passende Bilder. Freundinnen und Cousinen wurden beschenkt. Und viele aus ihrer großen türkischen Familie erhielten eines oder mehrere Bilder. Auch die Babys, die noch nicht geboren waren, wurden beschenkt. [...] Bei ihrem letzten Bild war es dann auch so: Das Baby, für das es war, wuchs noch im Bauch ihrer Cousine, und diese bat mich nach Büsras Tod, dann das Bild zu vervollständigen. Malend hat Büsra ein Vermächtnis hinterlassen. Überall in ihrer Familie gibt es Bilder von ihr. Sie leben dort mit und sie erinnern an sie.«[15]

Schaut man genauer hin, so kann der Wunsch nach Generativität in Todesnähe unterschiedliche, wenn auch miteinander verbundene Aspekte umfassen, die im Rahmen der Dignity Therapy gezielt erfragt werden:

1. Der zentralste Aspekt dürfte der Wunsch sein, nahestehende Menschen zu segnen. Ein solcher Segen kann unterschiedliche Formen annehmen. Die Dignity Therapy ermutigt Sterbende, nach einem Ausdruck dafür zu suchen, was ihnen die Menschen, die ihr Leben begleitet haben, bedeutet haben, wofür sie sie besonders geschätzt und sie ihnen danken möchten. Wie nicht nur Chochinovs Beispiele belegen, wird es Menschen, denen es zeitlebens schwergefallen ist, ihre Liebe und Zuneigung zum Ausdruck zu bringen, manchmal in Todesnähe möglich, ihre Verschlossenheit zu überwinden und passende Worte für ihre Gefühle zu finden. Auch eine Bitte um Vergebung kann eine indirekte Form des Segens sein.

2. Ein zweiter Aspekt ist die Weitergabe von Werten und Lebenserfahrungen. Die Dignity Therapy gewichtet diesen Aspekt, indem sie ihn gleich doppelt erfragt (Fragen 8–9). Auch diese Form von Generativität fügt sich nahtlos an den würdigenden Lebensrückblick an, der durch die vorangehenden Fragen angeregt und strukturiert wird. Nicht immer sind es

positive Lebenserfahrungen, die diese Form von Generativität begründen. Chochinov zitiert in diesem Zusammenhang mehrere Beispiele von Menschen, die im Rahmen einer Dignity Therapy von ihrem Scheitern erzählen und damit den Wunsch verknüpfen, ihre Nachkommen mögen andere Wege wählen, als sie selbst gegangen sind.

3. Ein dritter, damit verbundener Aspekt wird in der zehnten Frage des von Chochinov entwickelten Katalogs thematisiert: »Gibt es Worte/Botschaften oder vielleicht sogar dringende Empfehlungen, die Sie Ihren Angehörigen mitgeben möchten, um ihnen zu helfen, ihre Zukunft gut zu bewältigen?« Diese Frage würdigt die angesprochenen Personen als Menschen, die nach wie vor eine aktive und (vor-)sorgende Rolle einnehmen können. Sie sind nicht passive Empfänger professioneller Versorgung, sondern in gewisser Weise selbst in der Position der Gebenden und Vorsorgenden.

4. Ein vierter Aspekt der Generativität findet sich im Wunsch, als Person in Erinnerung zu bleiben, die mit ihrem Leben etwas Positives zu bewirken vermochte, die im Sinne Yaloms einen Welleneffekt ausgelöst hat. Auf diesen Aspekt zielt die fünfte Frage der Dignity Therapy: »Was waren Ihre wichtigsten Taten, worauf sind Sie besonders stolz?« Was auf den ersten Blick lediglich als eine unnötige Wiederholung der ersten vier Fragen erscheint, ist näher betrachtet auch eine Ermutigung, das Erreichte zu würdigen. Der Hintergrund dieser Frage ist das von Yalom thematisierte Gefühl von Sinnlosigkeit, das sich als Schatten an die Erfahrung radikaler Endlichkeit heften kann. Die fünfte Frage der Dignity Therapy lenkt den Blick auf das, was in aller Begrenztheit erreicht werden konnte. Nach den von Chochinov zitierten Beispielen ist diese Frage gerade dann hilfreich, wenn Menschen das Gefühl haben, »kein besonderes Leben« gelebt und »nichts Außerordent-

liches« erreicht zu haben. Die Frage lädt ein, die Vorstellungen, was ein besonderes oder außerordentliches Leben ist, hinter sich zu lassen und unscheinbare Welleneffekte und Sinnmomente zu würdigen – und dadurch die in ihnen verborgene Segenskraft freizusetzen.

Ist Generativität am Lebensende auf Situationen beschränkt, in denen es nahestehende Menschen gibt, die zu Adressaten letzter Vermächtnisworte werden können? Der Fragekatalog der Dignity Therapy könnte den Eindruck wecken, dass diese von einem Sterben im vertrauten Kreise ausgeht. Doch was ist mit der wachsenden Zahl an Menschen, die keine An- und Zugehörige (mehr) haben? Zu diesen Menschen gehörte der jüdische Emigrant David Tasma,[16] der nach dem Zweiten Weltkrieg ganz ohne Angehörige in einem Londoner Krankenhaus starb. Vor seinem Tod gab er seiner Ärztin Cicely Saunders, die sich intensiv um ihn bemühte, ein geistiges Vermächtnis mit, das zur Inspiration für die moderne Hospizbewegung werden sollte: »I will be a window in your home!« Generativität am Lebensende setzt keine klassische Familiensituationen voraus, sondern sucht sich Formen, in denen auch professionelle oder freiwillige Helferinnen und Helfer zu Adressaten letzter Worte werden können. Die Dignity Therapy kann auch in solchen Situationen einen geeigneten Rahmen bieten, in dem die Person, die sie durchführt, stellvertretend für andere zur Empfängerin eines geistigen Vermächtnisses wird.

Sinnresonanzen in Todesnähe

In welchem Maß und in welcher Form sich die Dignity Therapy in hiesigen Kontexten verankern kann, ist gegenwärtig schwer abschätzbar. Was sie für die Palliative Care bedeutsam macht, beschränkt sich jedoch nicht auf das therapeutische Verfahren, das in diesem Beitrag skizziert wurde. Chochinovs

Verdienst liegt darin, auf neue Weise den Sinn letzter Worte und die Bedeutung von Generativitätsdokumenten neu in den Fokus der wissenschaftlichen und öffentlichen Aufmerksamkeit gerückt zu haben. Damit macht er nicht zuletzt auf eine besondere Aufgabe spiritueller Begleitung am Lebensende aufmerksam, die nicht nur von professionellen Helferinnen und Helfern, sondern auch von Angehörigen und Freiwilligen wahrgenommen werden kann. Wie auch immer es darum in früheren Zeiten bestellt war: In spätmodernen Kontexten gehören die Weitergabe eines geistigen Vermächtnisses nicht mehr zu den kulturell fest etablierten Praktiken, die mit festen Formen und Erwartungen verbunden sind. Auch wenn das Hinterlassen von Generativitätsdokumenten ein spontanes Bedürfnis darstellt, so belegen die im Rahmen der Dignity Therapy gesammelten Erfahrungen zugleich, dass es einer sensiblen Begleitung und Unterstützung bedarf, damit sich die passenden Worte und Gesten einstellen und der Segen seinen Adressaten findet. Was Chochinov neu entdeckte, gehört zu den zentralen Aufgaben von Spiritual Care in Todesnähe: Resonanzräume zur Verfügung zu stellen, in denen die Sinnhaftigkeit des zu Ende gelebten Lebens zum Klingen kommen kann.

»Wir haben das Gefühl,
wir hätten alles im Griff,
könnten alles kontrollieren –
aber das ist nicht so.«

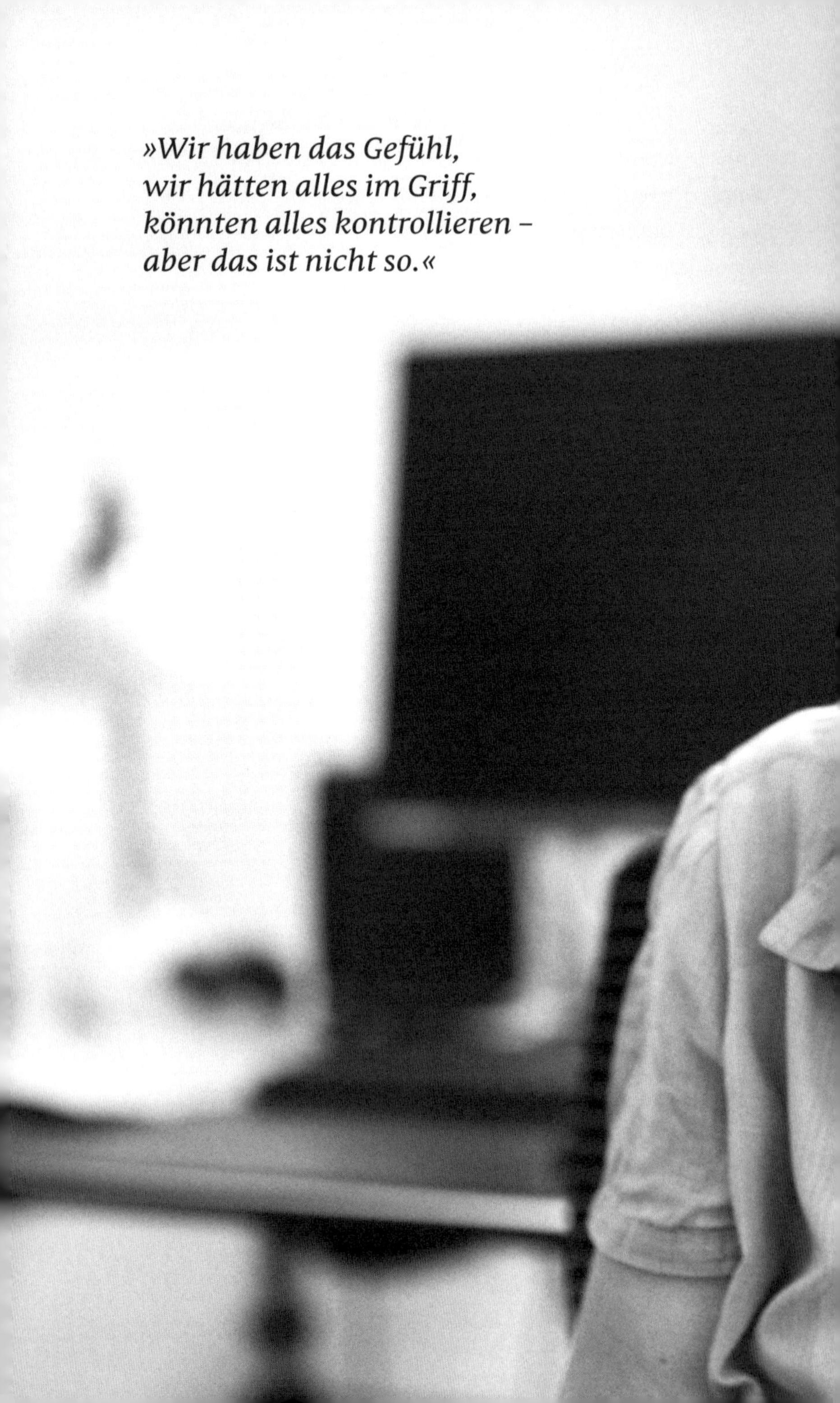

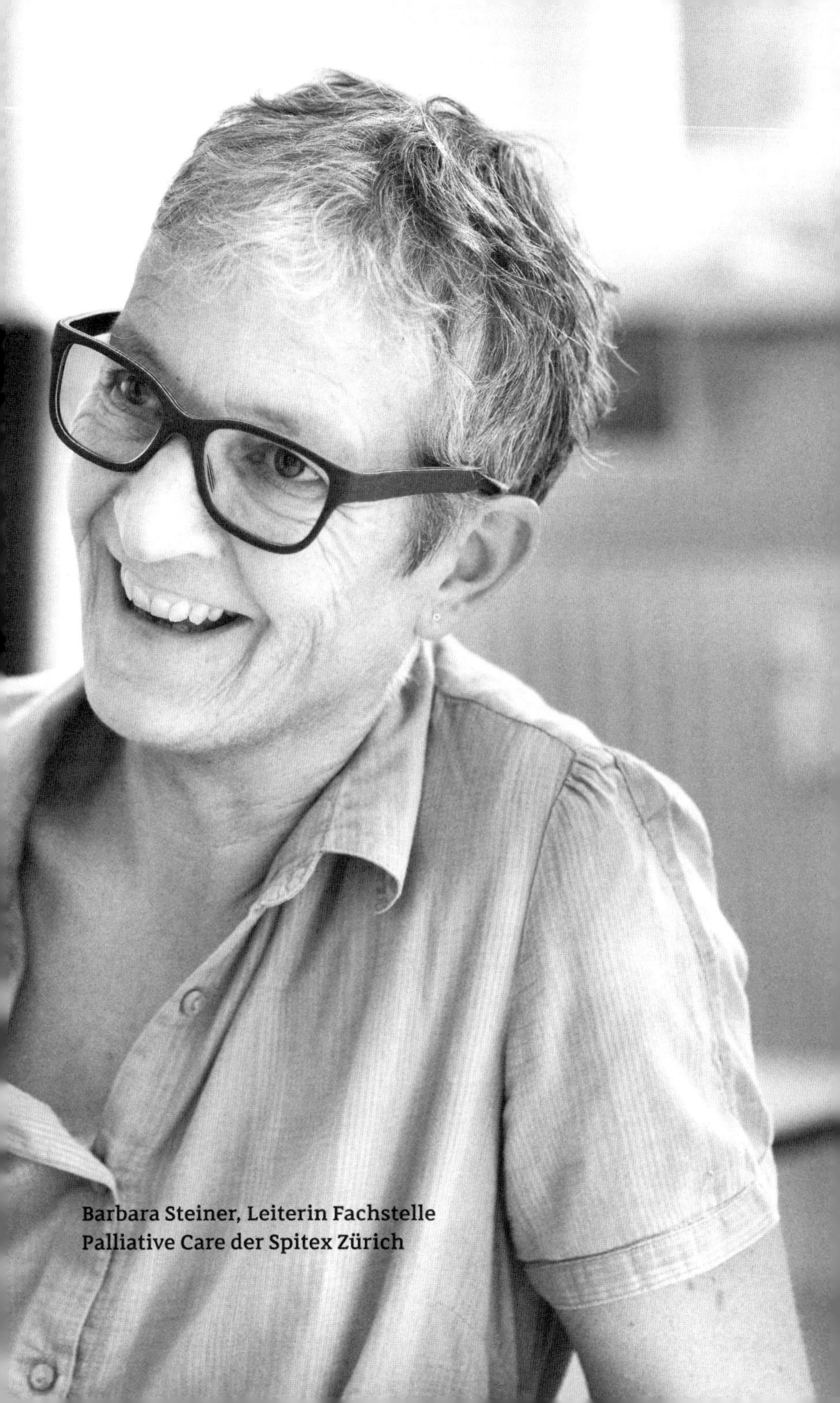

Barbara Steiner, Leiterin Fachstelle
Palliative Care der Spitex Zürich

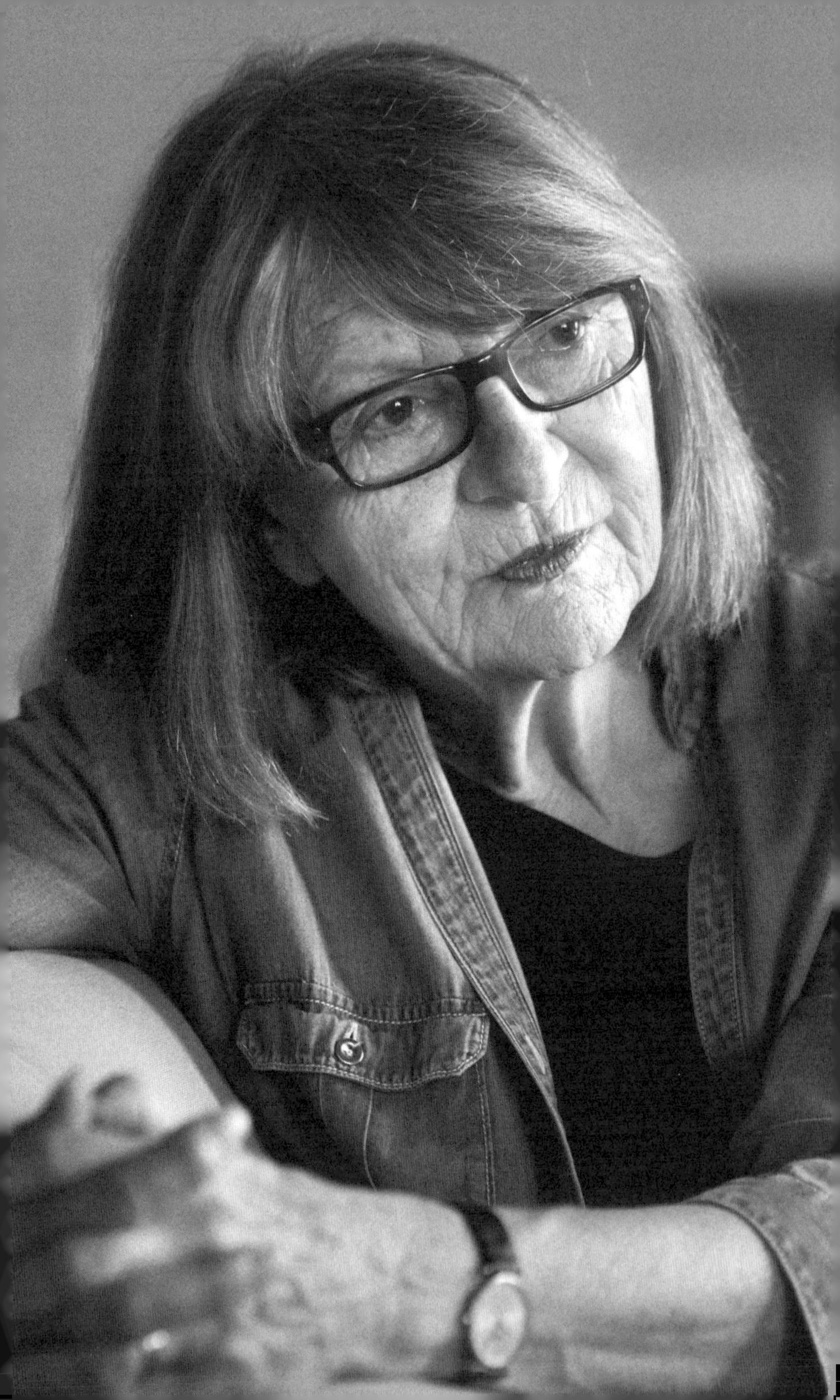

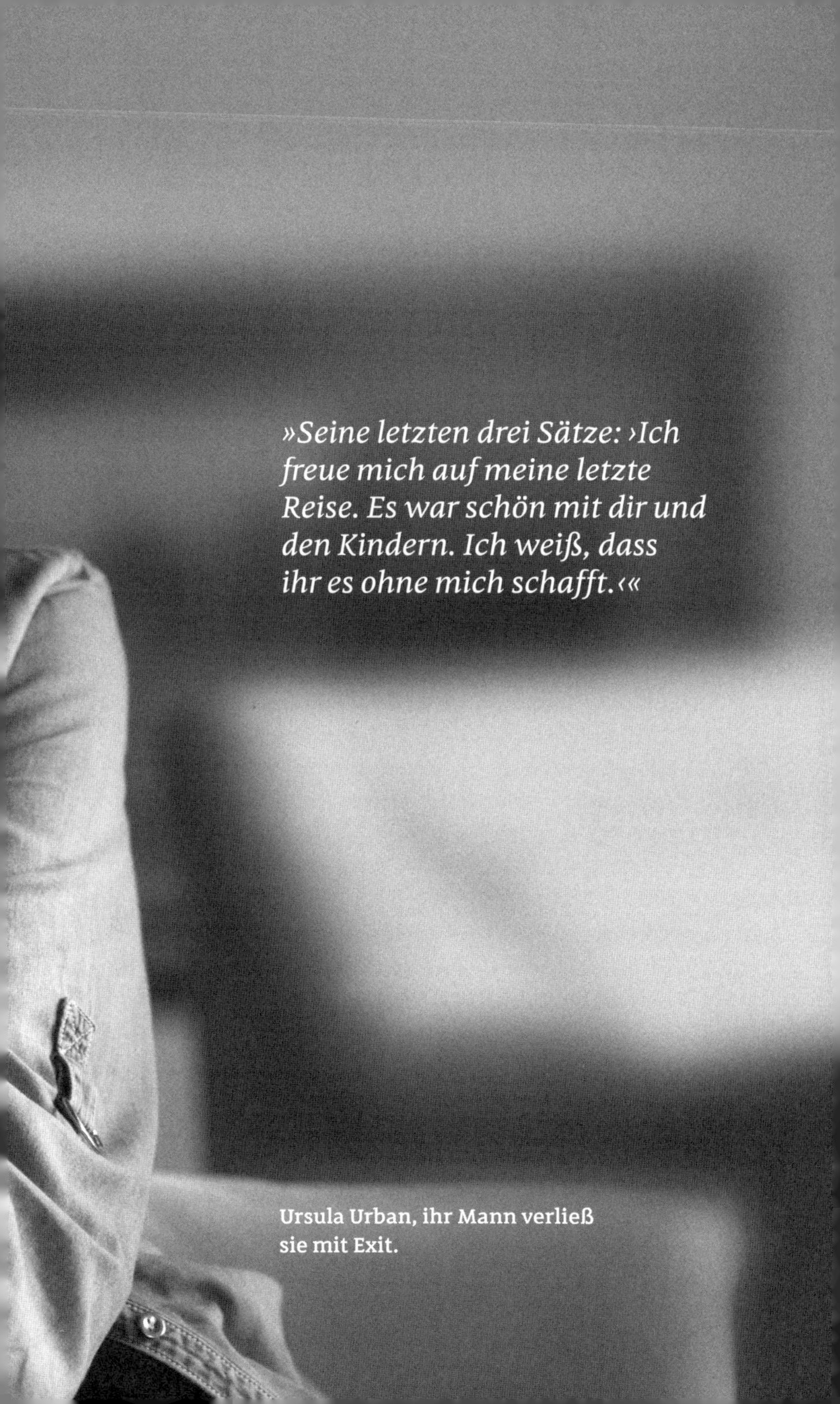

»Seine letzten drei Sätze: ›Ich freue mich auf meine letzte Reise. Es war schön mit dir und den Kindern. Ich weiß, dass ihr es ohne mich schafft.‹«

Ursula Urban, ihr Mann verließ sie mit Exit.

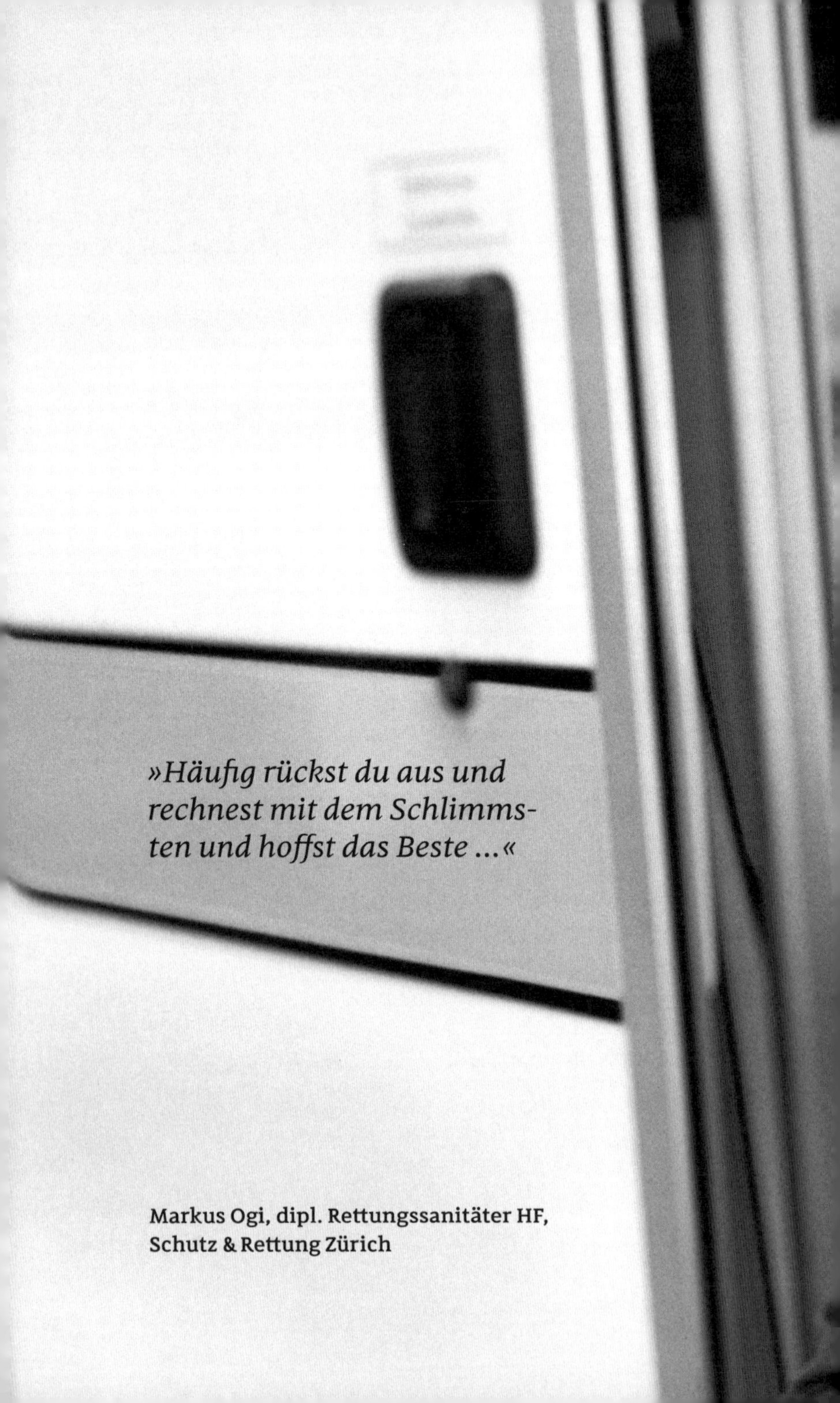

»Häufig rückst du aus und rechnest mit dem Schlimmsten und hoffst das Beste ...«

Markus Ogi, dipl. Rettungssanitäter HF,
Schutz & Rettung Zürich

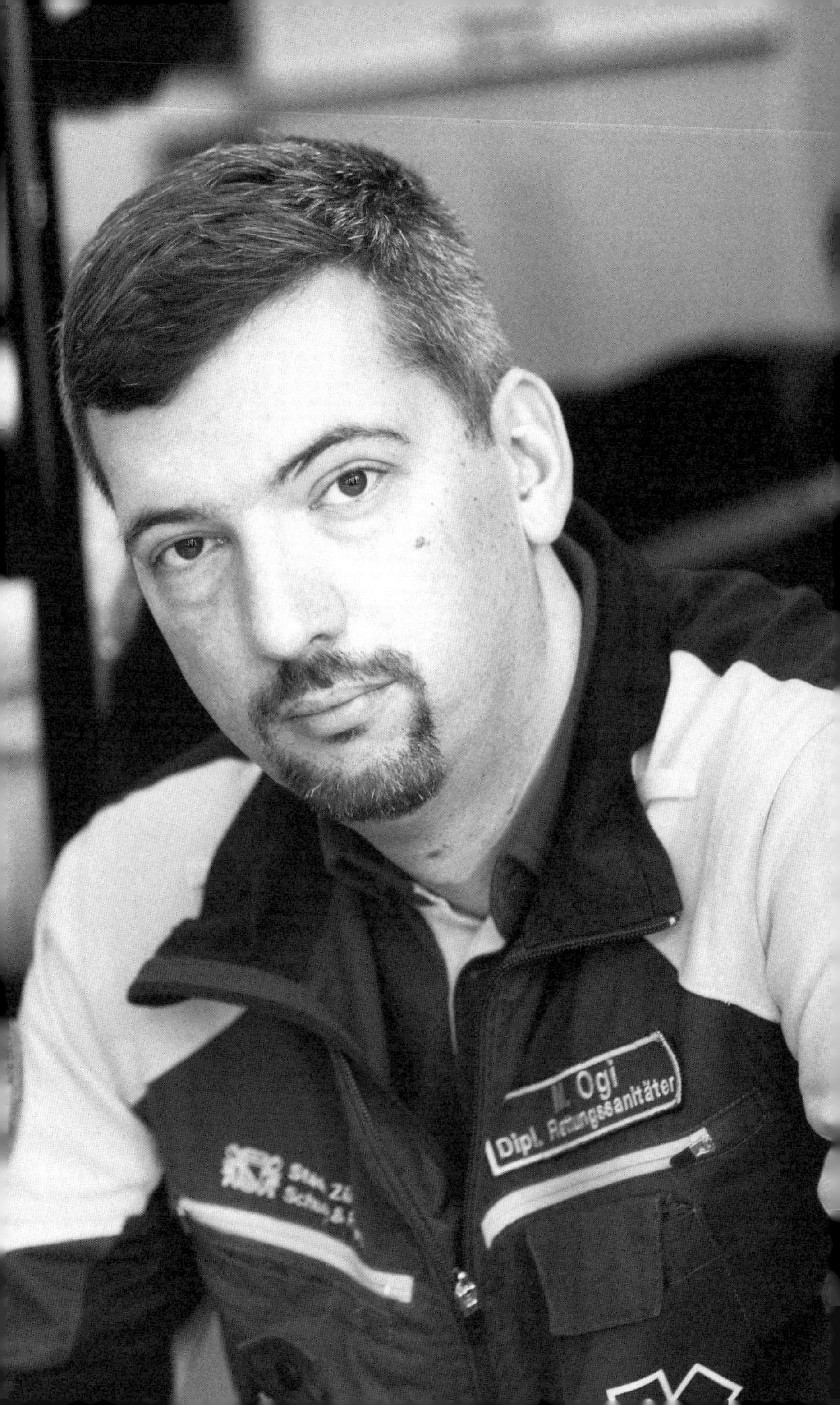
Ogi
Dipl. Rettungssanitäter

Marianne von Gunten, ehemalige Intensiv-Pflegefachfrau, verlor einen lieben Familienfreund durch ein Lungenkarzinom.

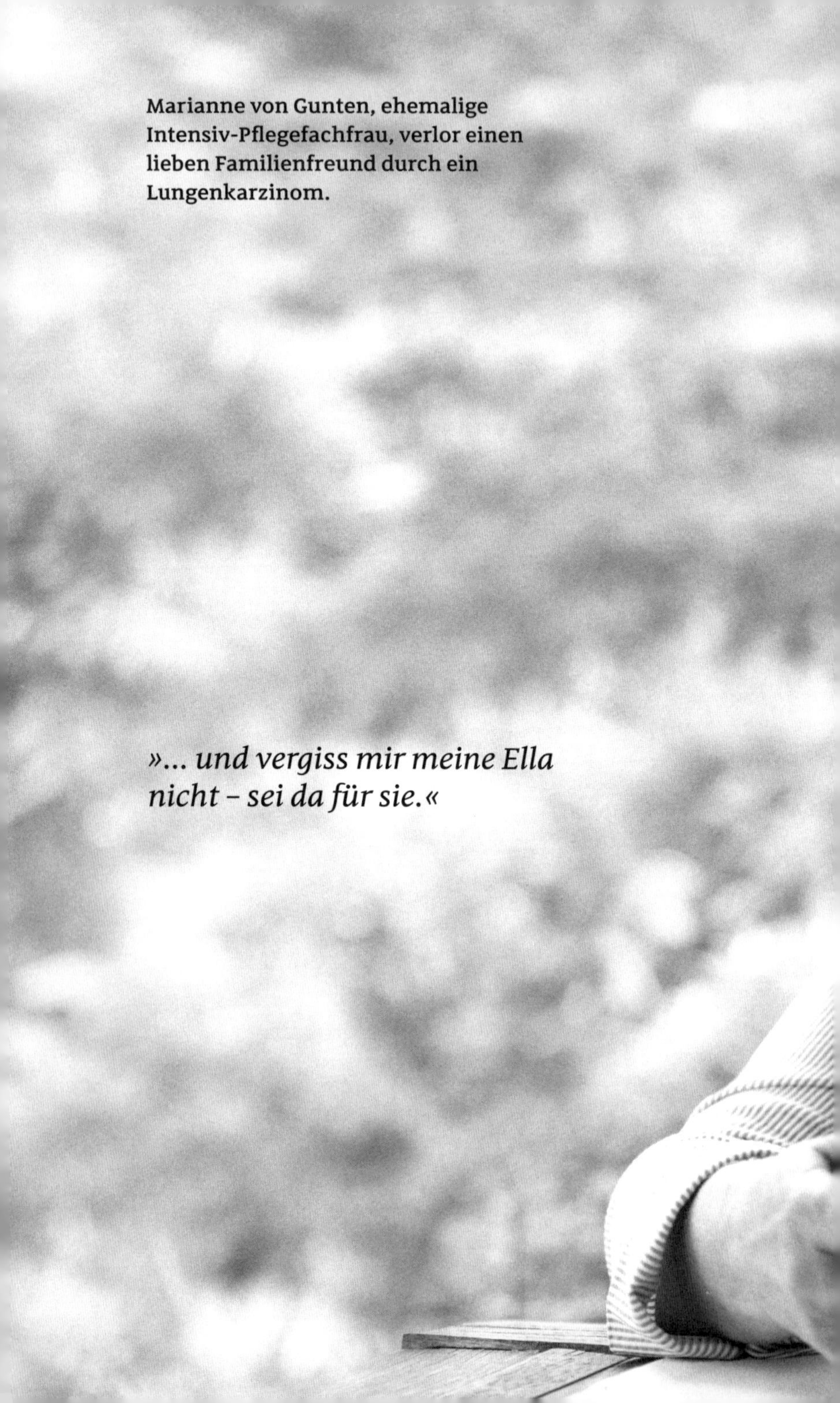

»… und vergiss mir meine Ella nicht – sei da für sie.«

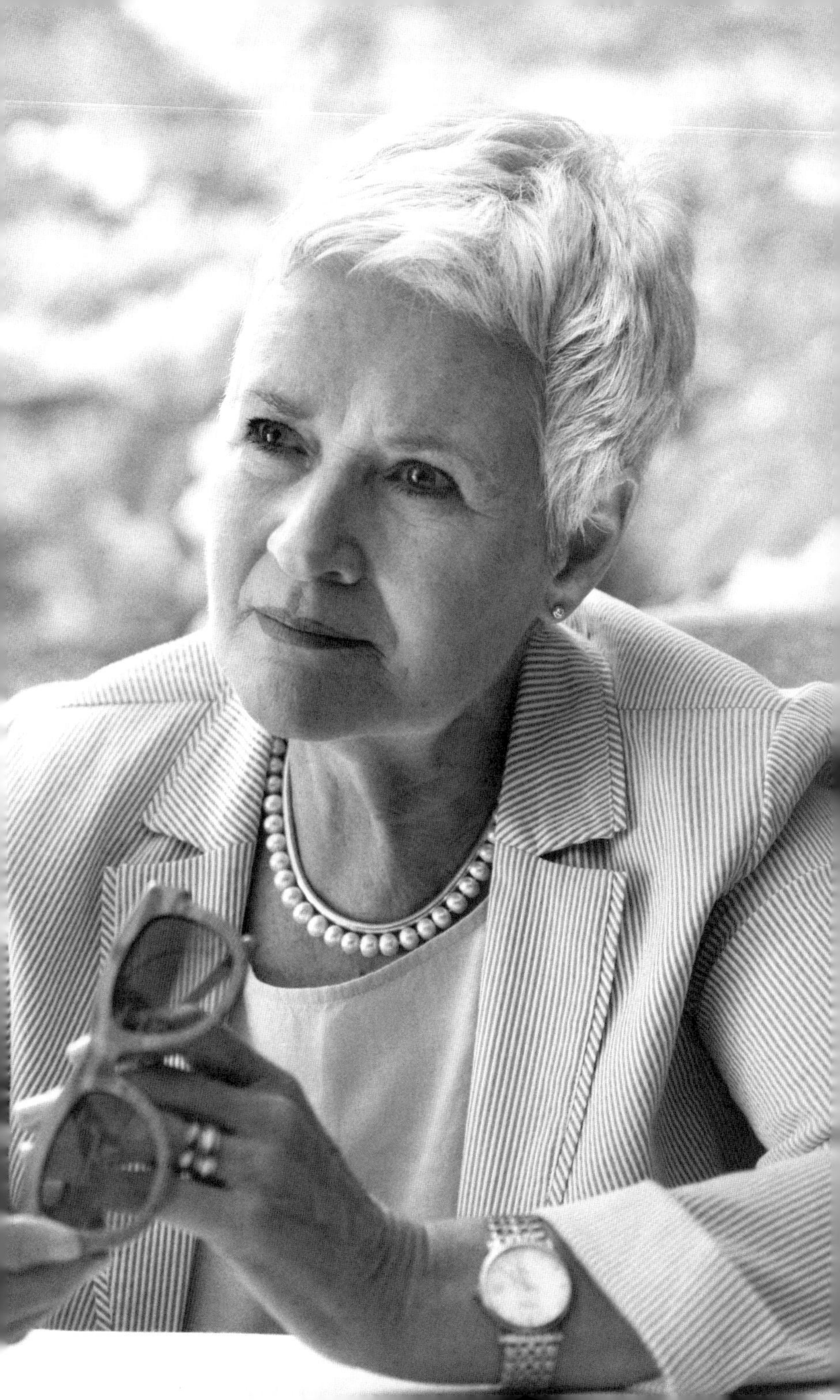

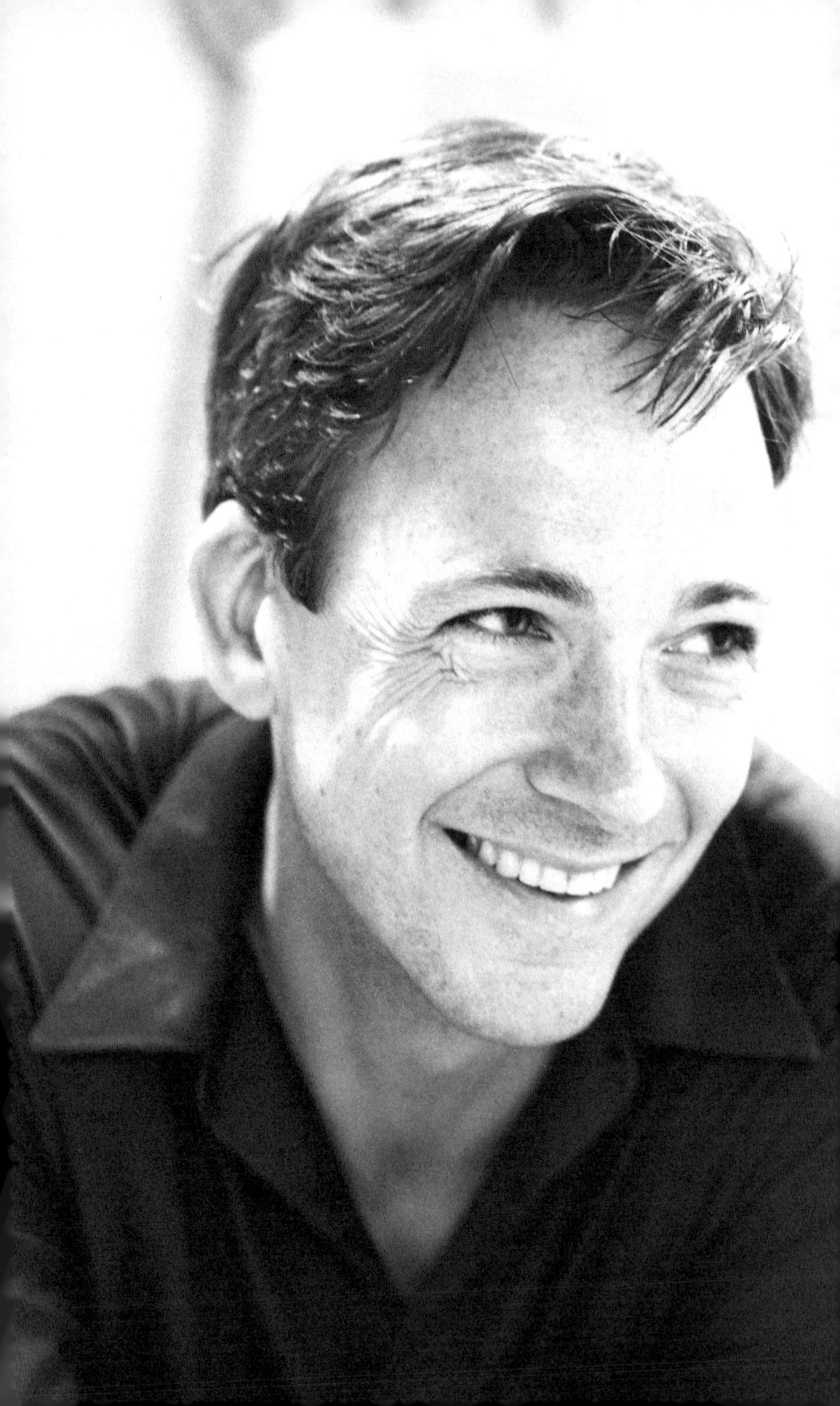

»Dass auch Kinder sterben, ist für viele Menschen undenkbar und doch eine Tatsache. Mit unserem Team geben wir dem Unaussprechlichen eine Sprache, dem Unfassbaren einen Rahmen.«

Jürg Streuli ist Kinderarzt und Medizinethiker und arbeitet als Oberarzt im Palliative Care Team am Universitäts-Kinderspital Zürich.

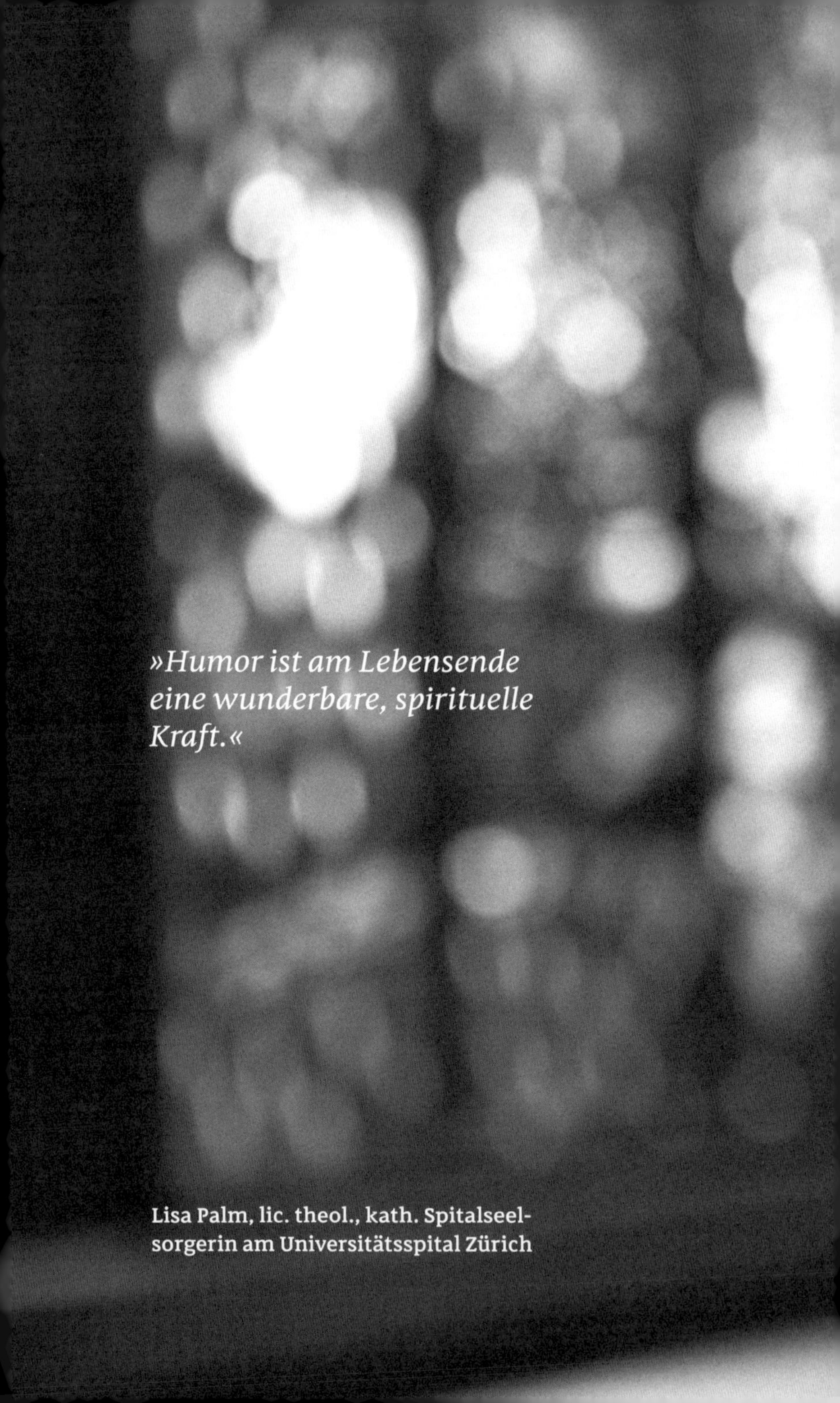

»Humor ist am Lebensende eine wunderbare, spirituelle Kraft.«

Lisa Palm, lic. theol., kath. Spitalseelsorgerin am Universitätsspital Zürich

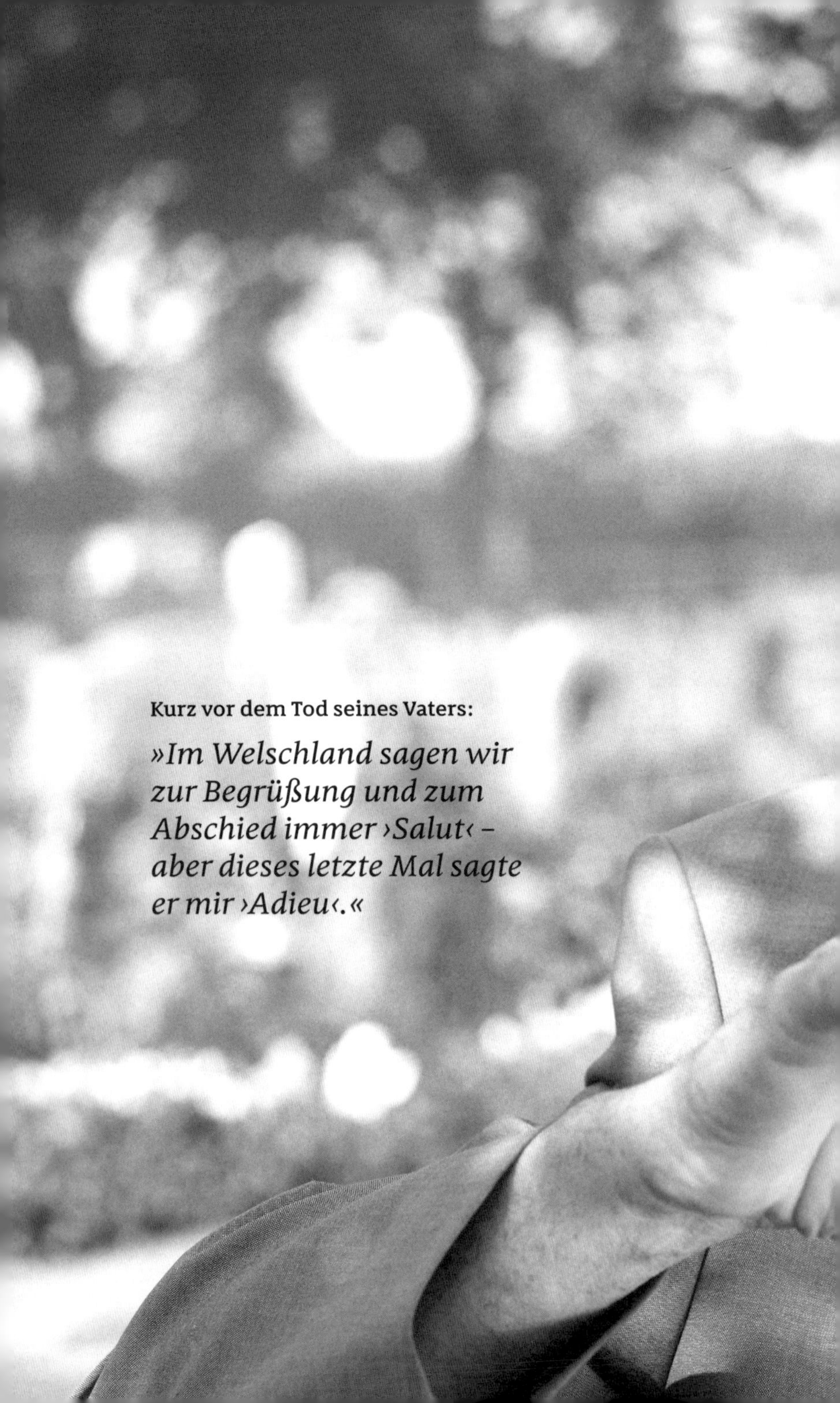

Kurz vor dem Tod seines Vaters:

»Im Welschland sagen wir zur Begrüßung und zum Abschied immer ›Salut‹ – aber dieses letzte Mal sagte er mir ›Adieu‹.«

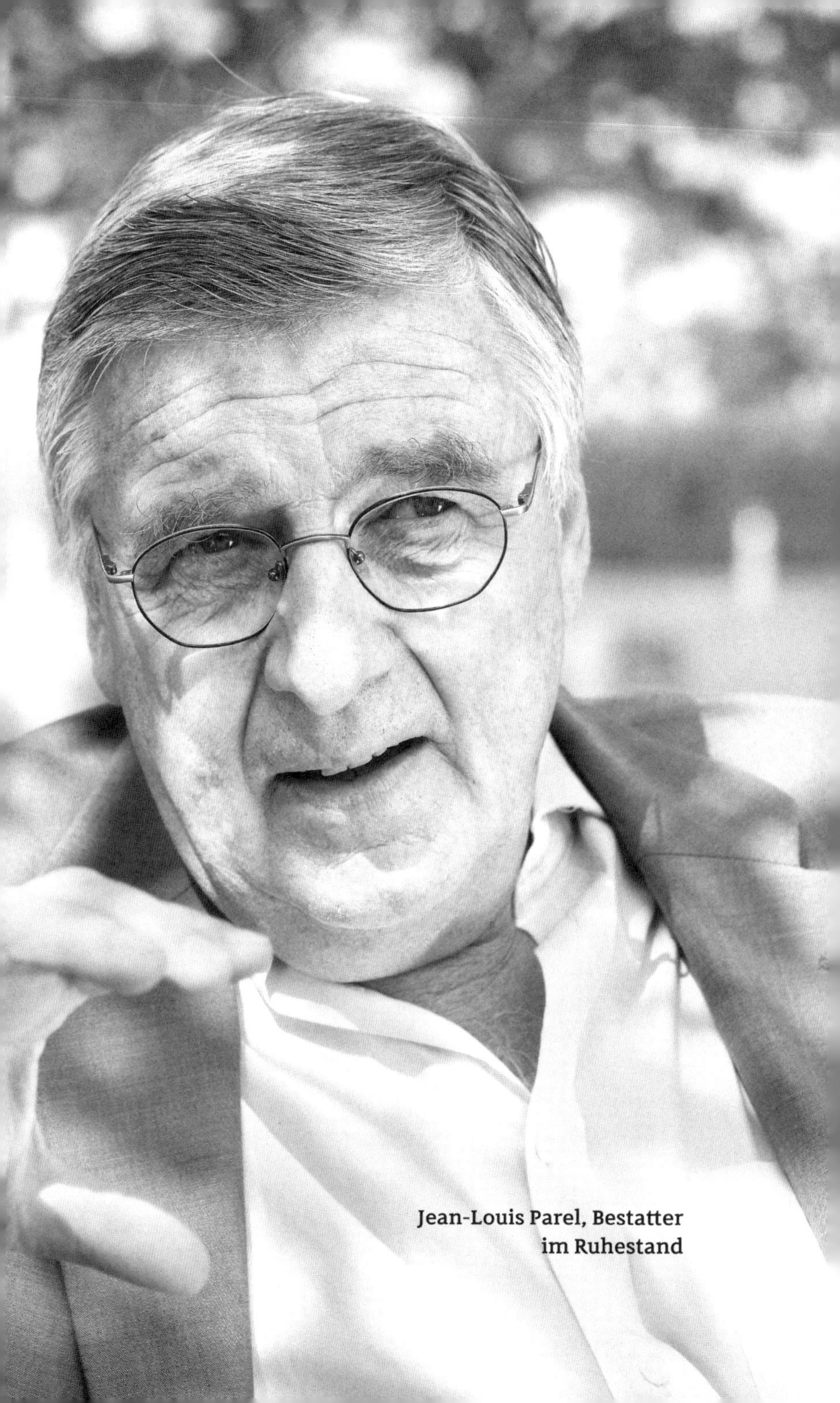

Jean-Louis Parel, Bestatter im Ruhestand

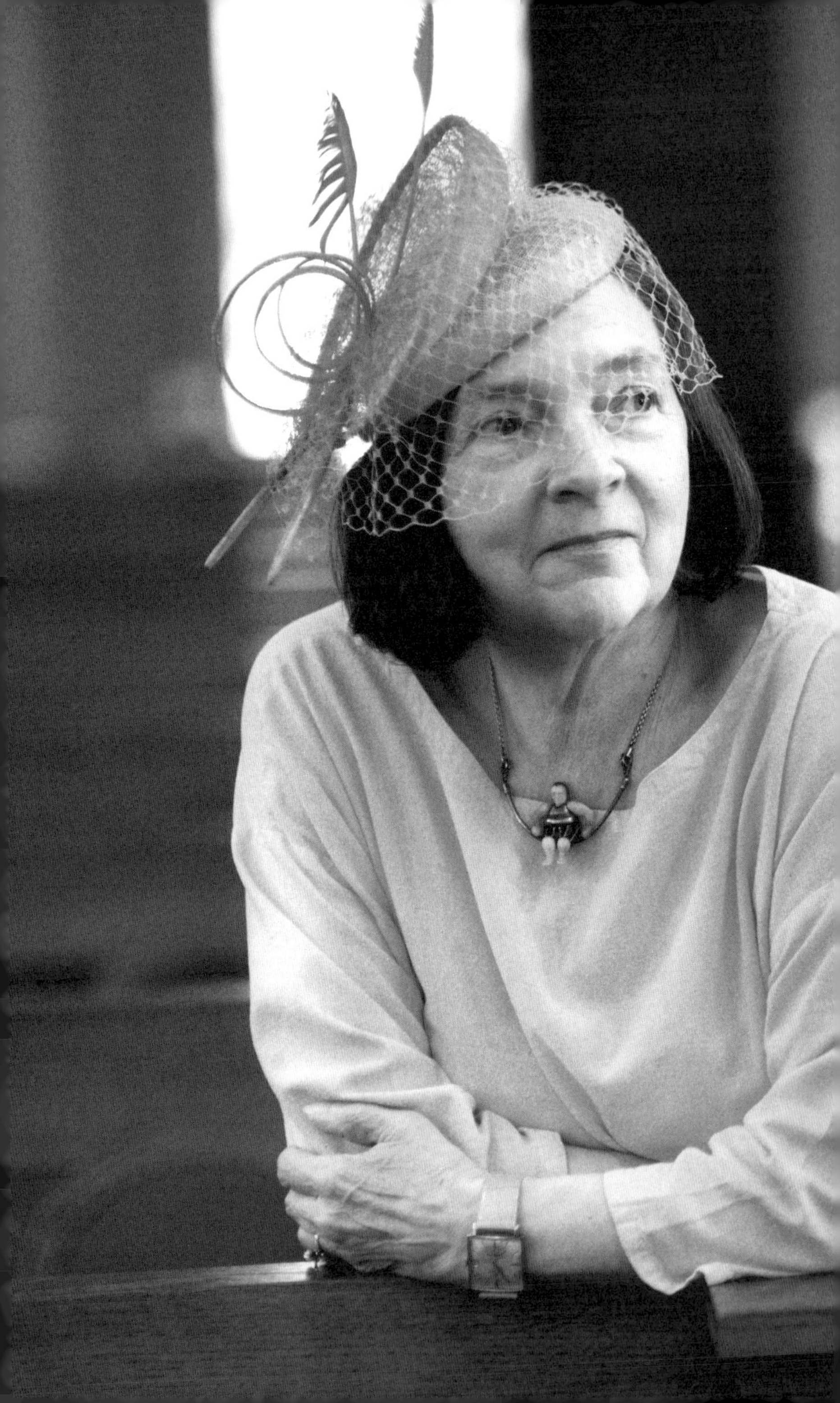

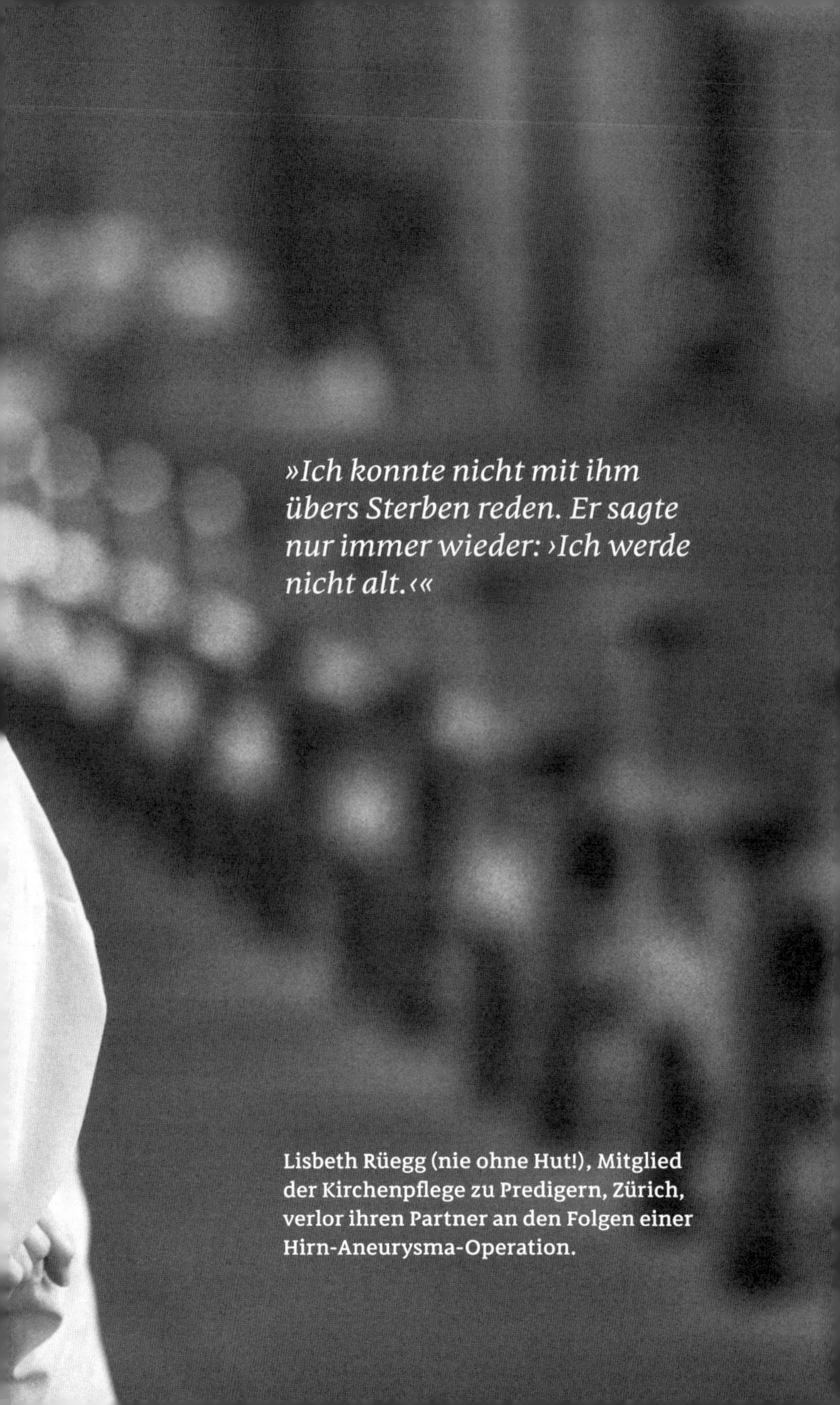

»Ich konnte nicht mit ihm übers Sterben reden. Er sagte nur immer wieder: ›Ich werde nicht alt.‹«

Lisbeth Rüegg (nie ohne Hut!), Mitglied der Kirchenpflege zu Predigern, Zürich, verlor ihren Partner an den Folgen einer Hirn-Aneurysma-Operation.

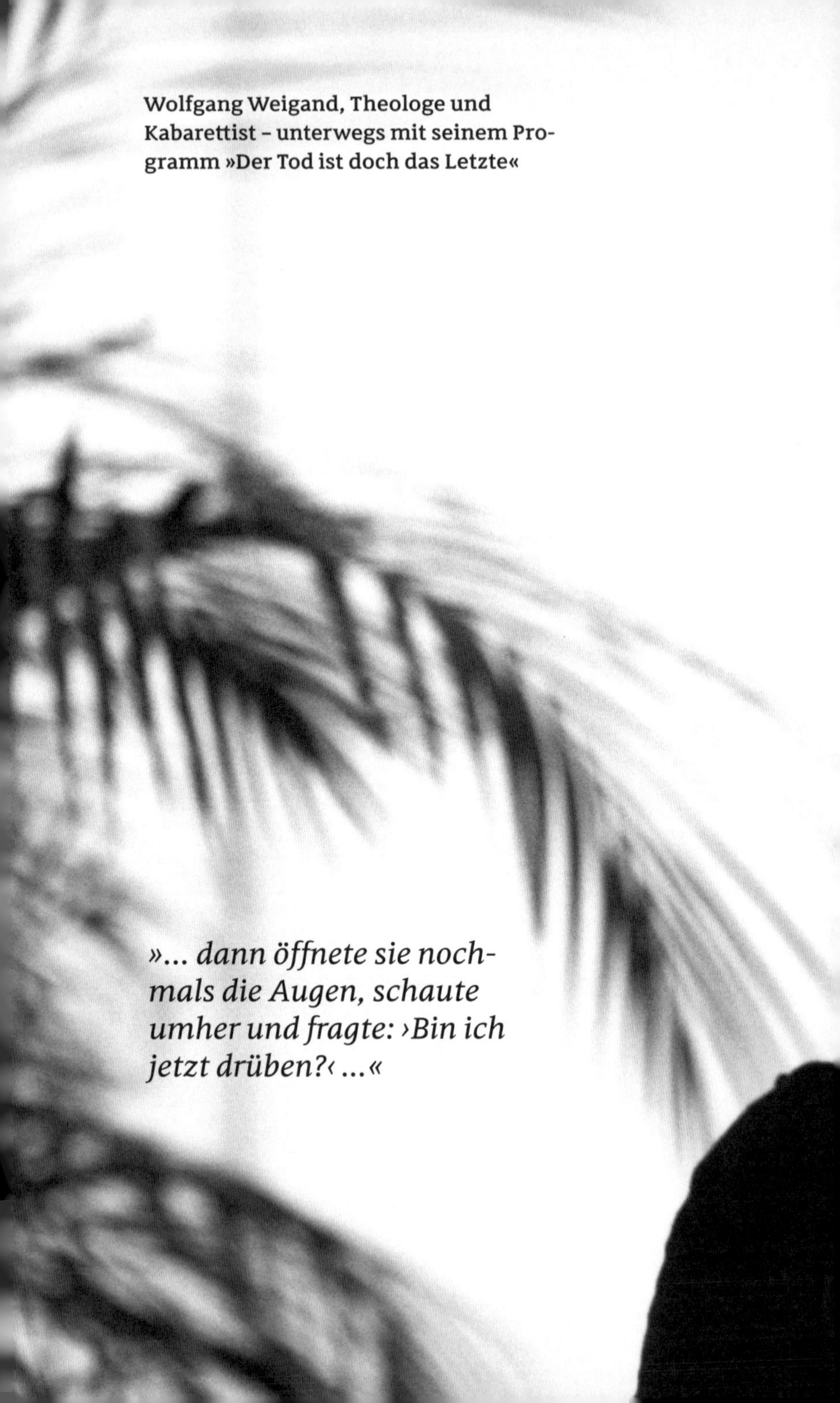

Wolfgang Weigand, Theologe und Kabarettist – unterwegs mit seinem Programm »Der Tod ist doch das Letzte«

»... dann öffnete sie nochmals die Augen, schaute umher und fragte: ›Bin ich jetzt drüben?‹ ...«

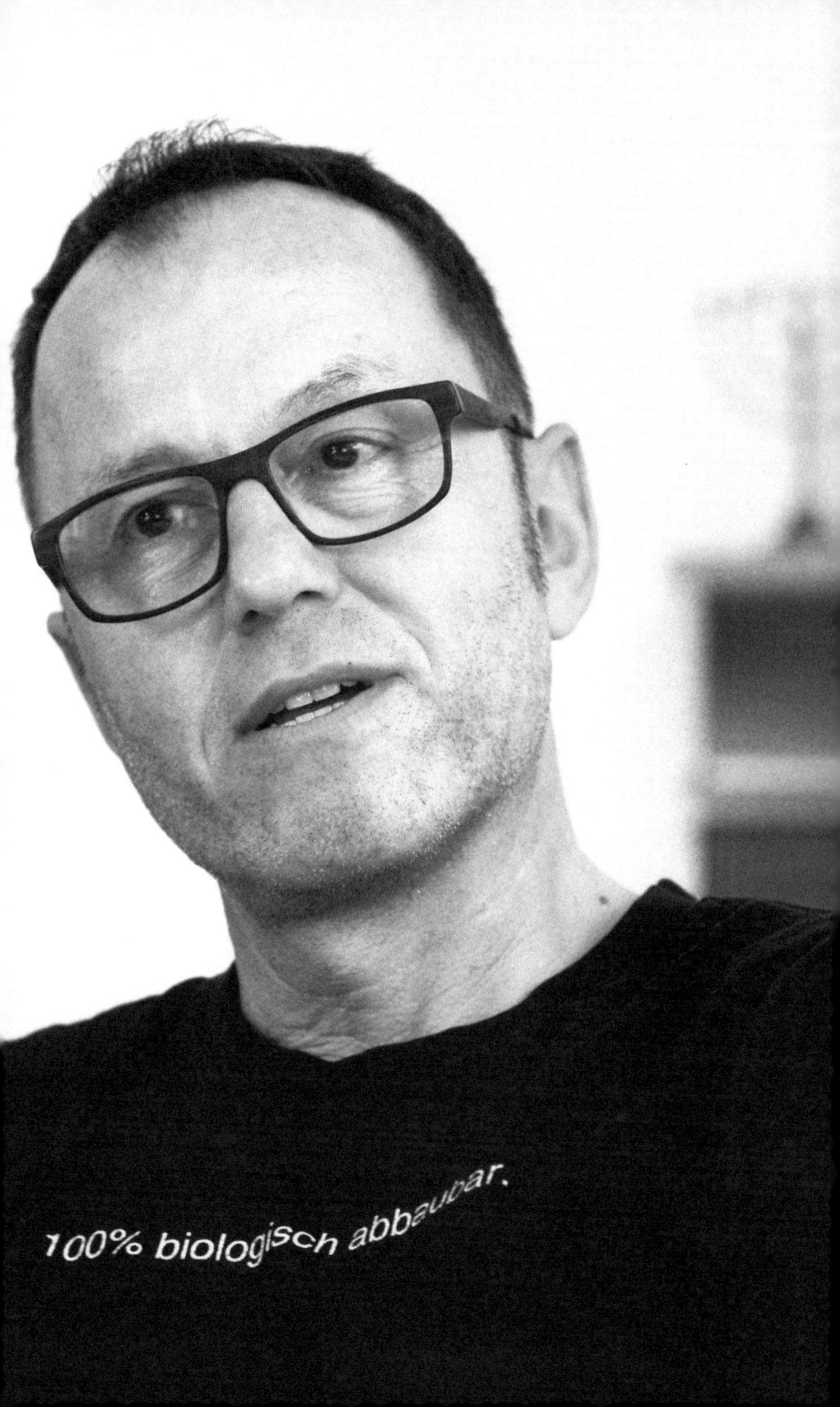
100% biologisch abbaubar.

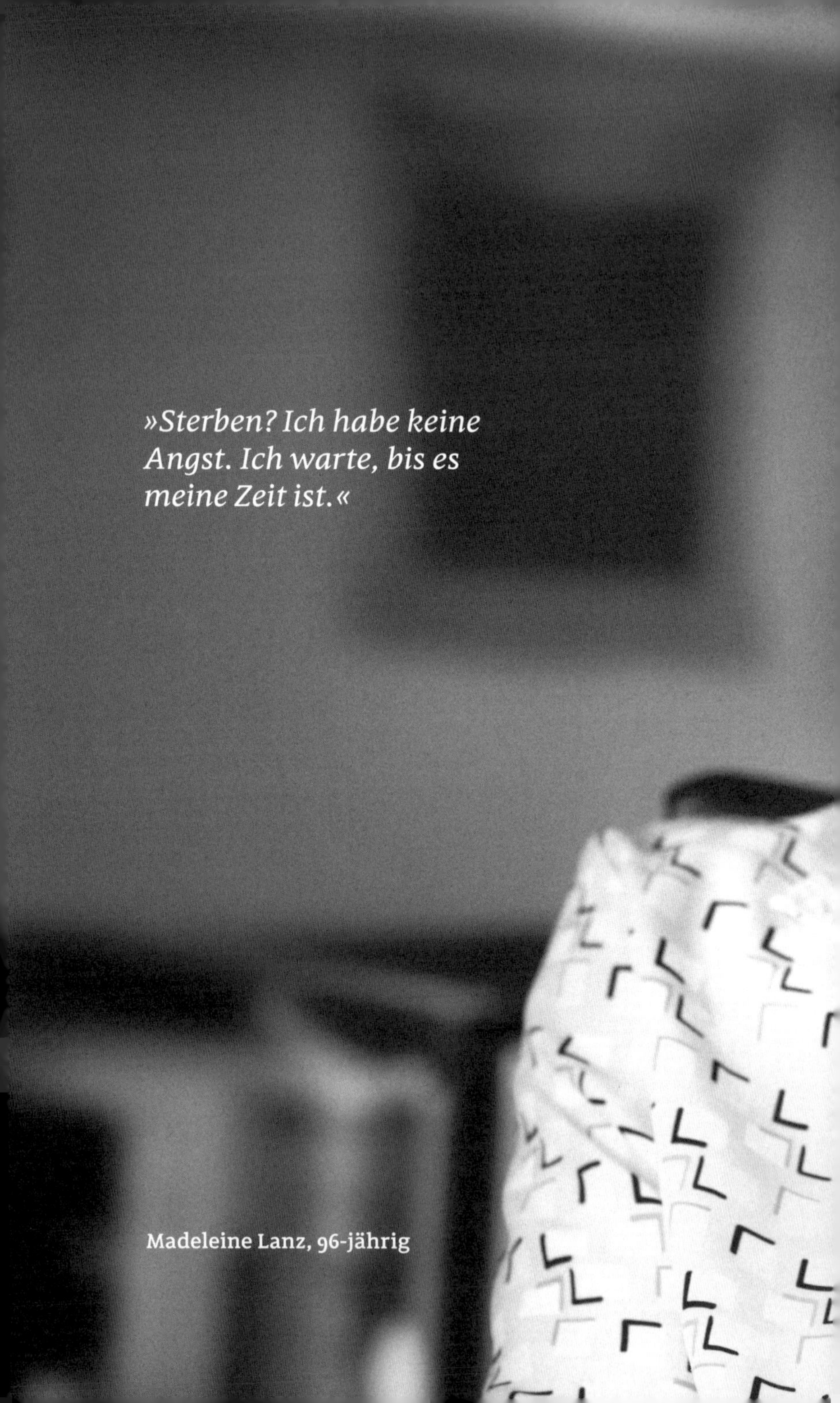

»Sterben? Ich habe keine Angst. Ich warte, bis es meine Zeit ist.«

Madeleine Lanz, 96-jährig

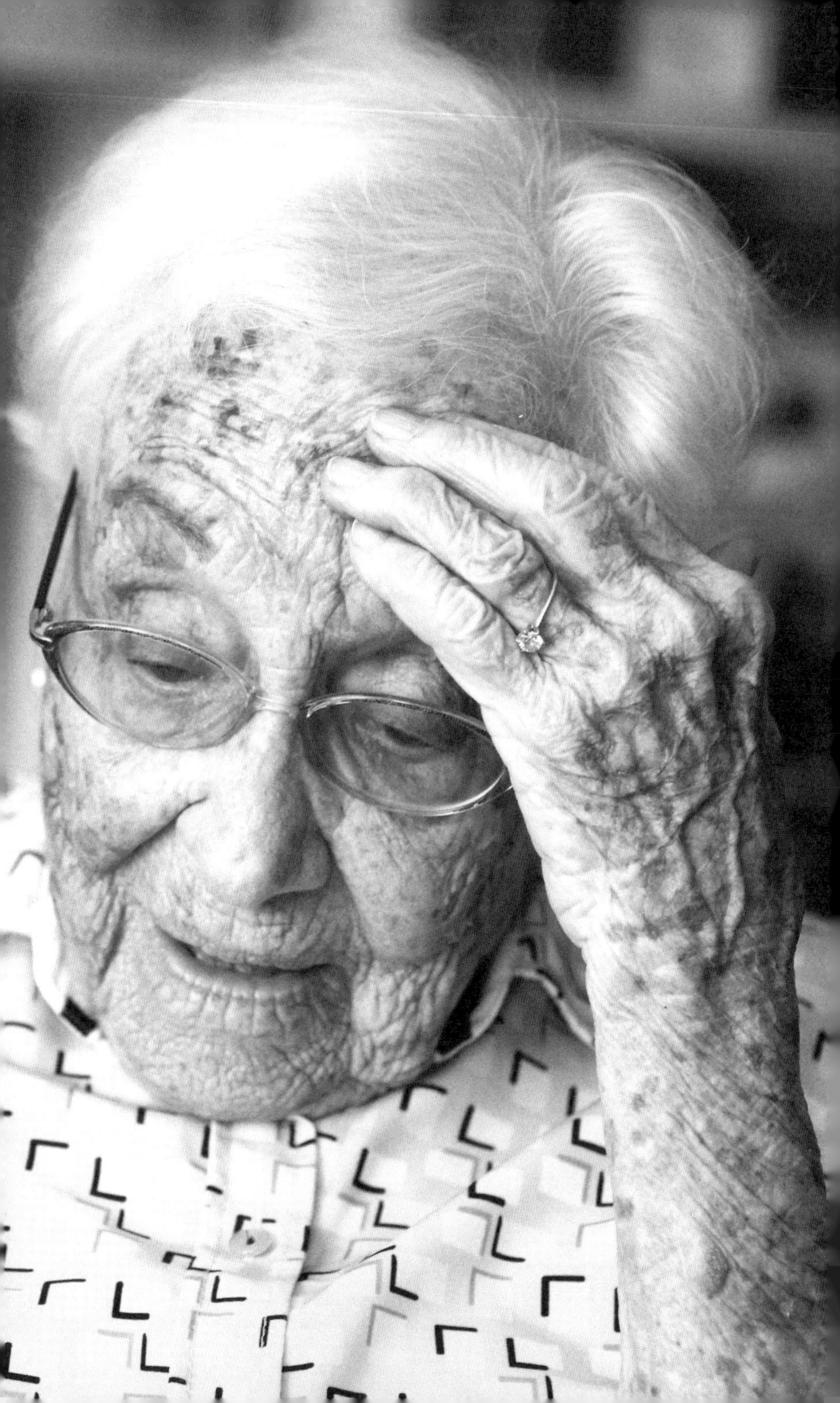

Manuela Barmettler pflegte ihren Sohn jahrelang bis zu seinem Tod mit 21 Jahren.

»Doch am Ende – die Bergspitze schon in Sicht, war es hell und klar; und liebevoll bewusst, welchen Sinn sein Lebens- und Leidensweg für uns alle hatte.«

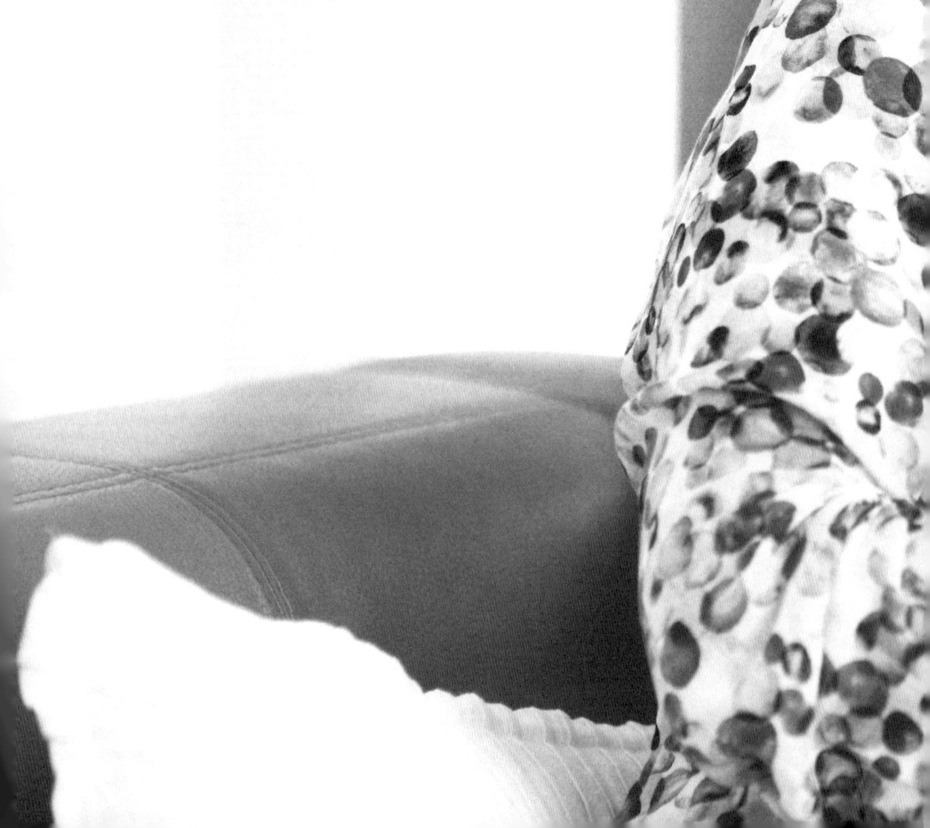

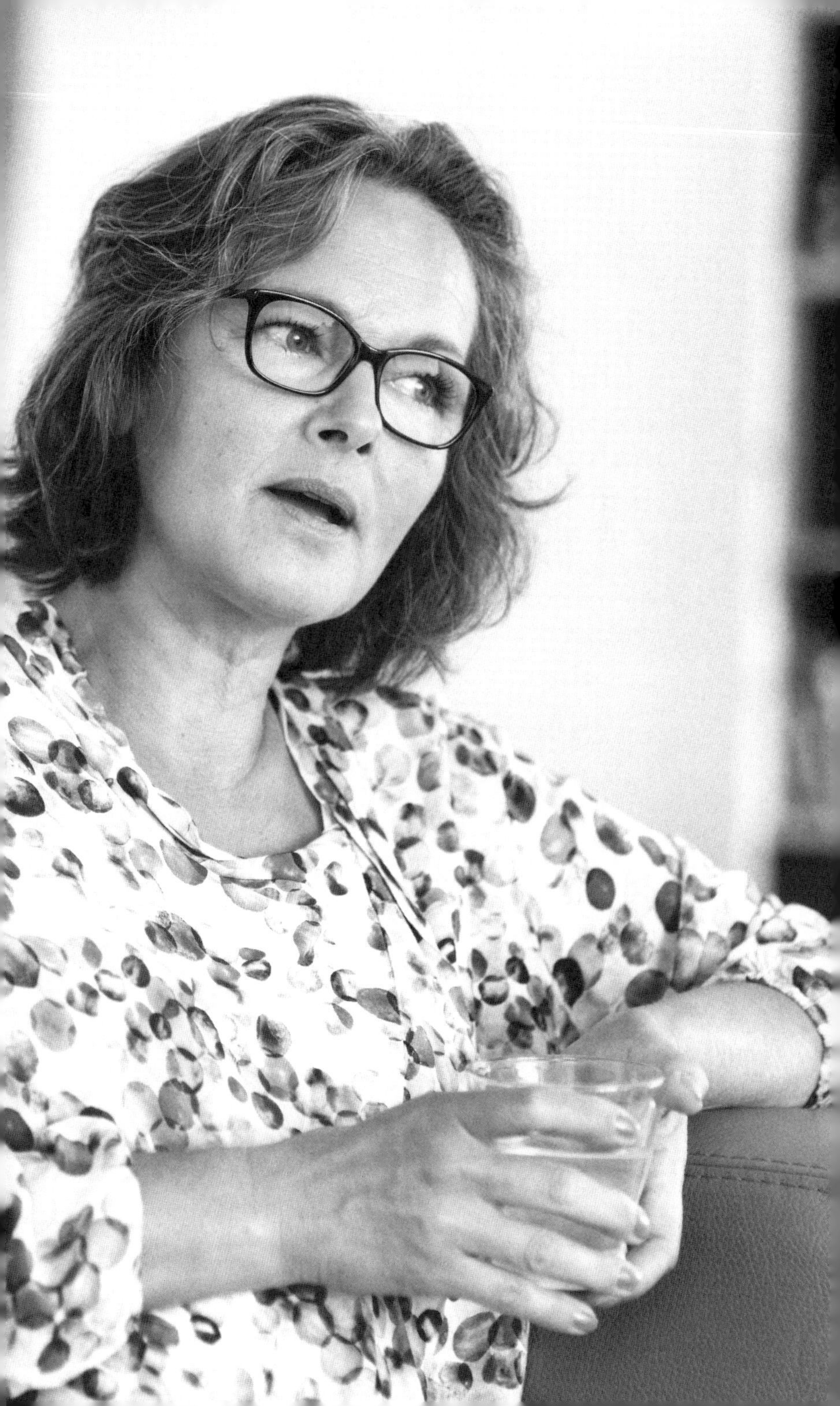

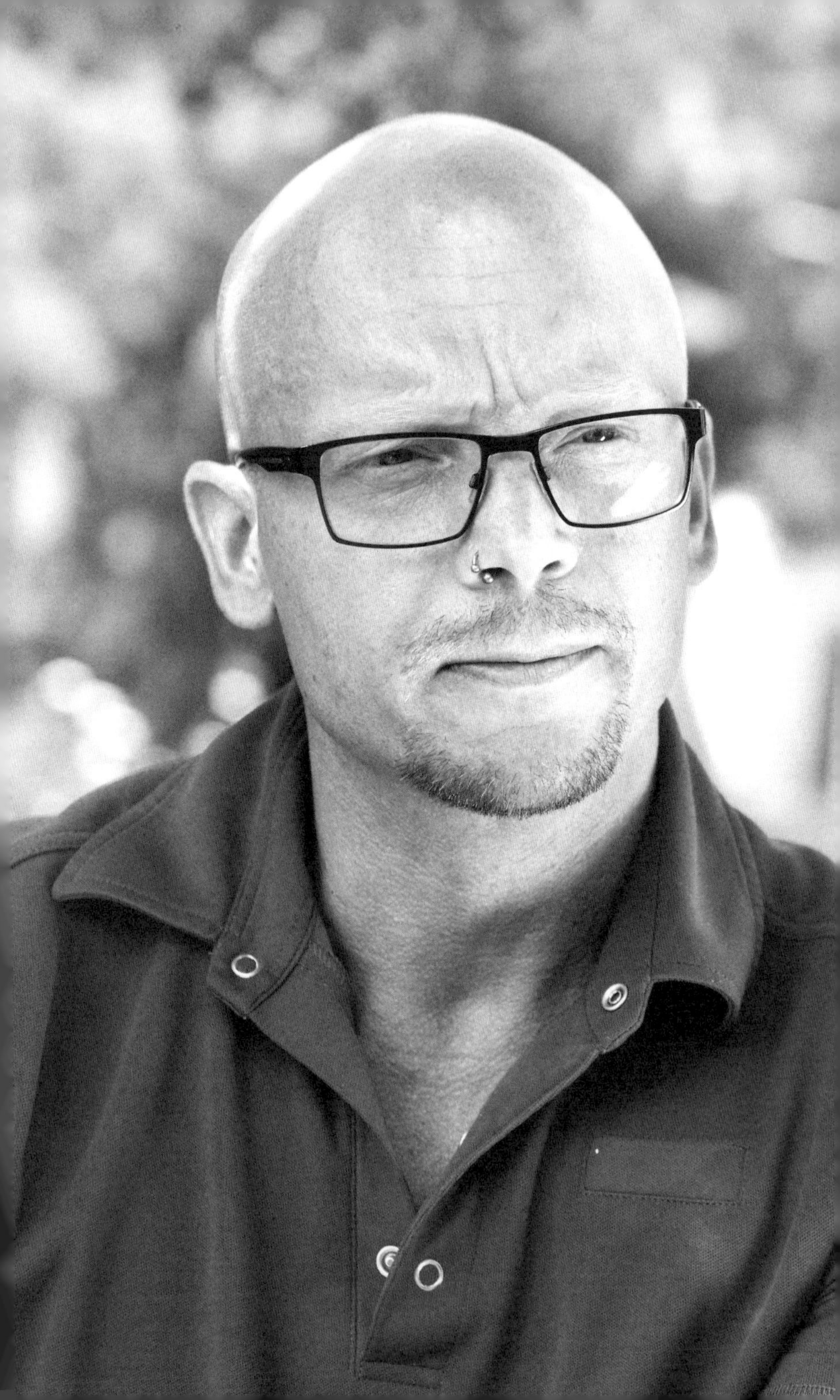

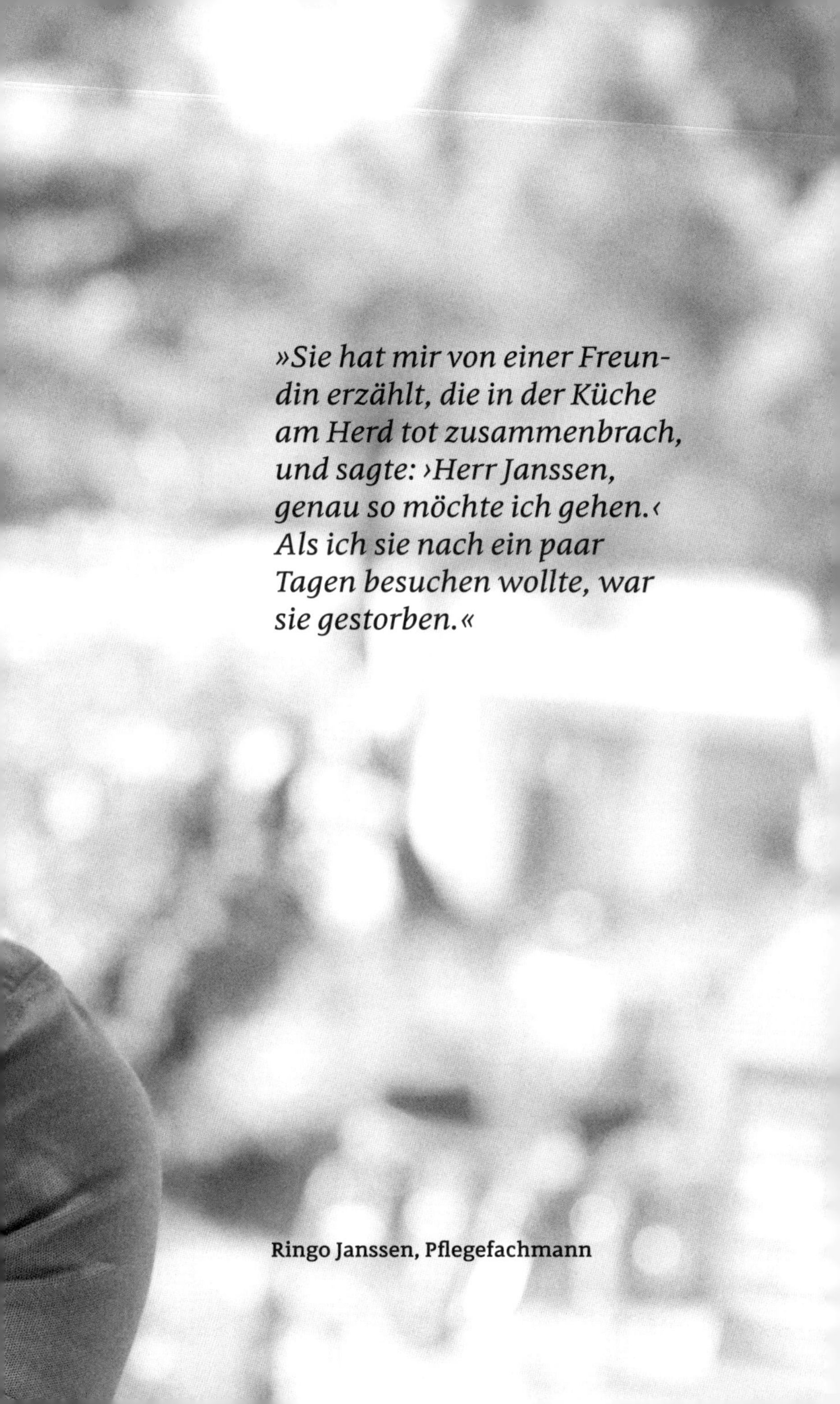

»Sie hat mir von einer Freundin erzählt, die in der Küche am Herd tot zusammenbrach, und sagte: ›Herr Janssen, genau so möchte ich gehen.‹ Als ich sie nach ein paar Tagen besuchen wollte, war sie gestorben.«

Ringo Janssen, Pflegefachmann

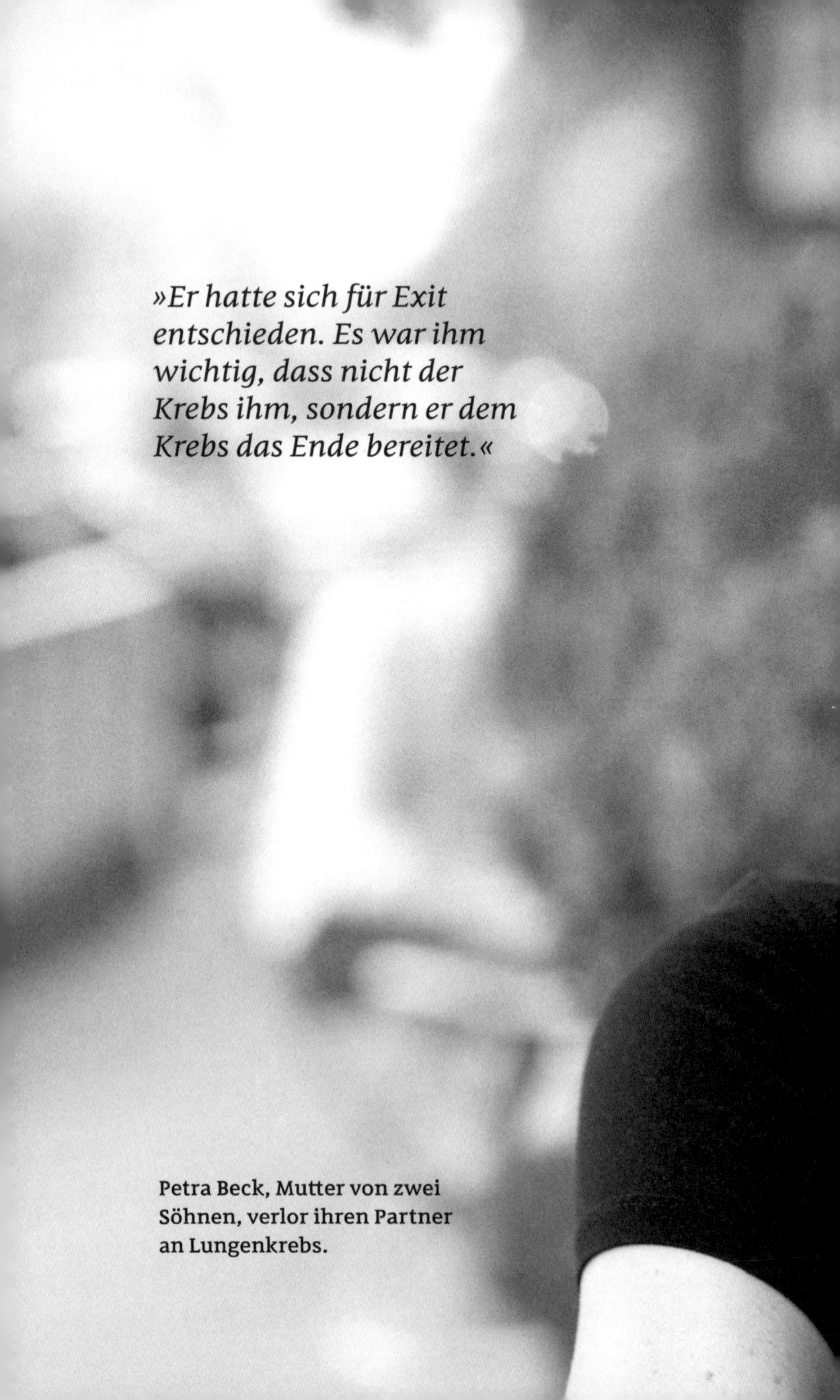

»Er hatte sich für Exit entschieden. Es war ihm wichtig, dass nicht der Krebs ihm, sondern er dem Krebs das Ende bereitet.«

Petra Beck, Mutter von zwei Söhnen, verlor ihren Partner an Lungenkrebs.

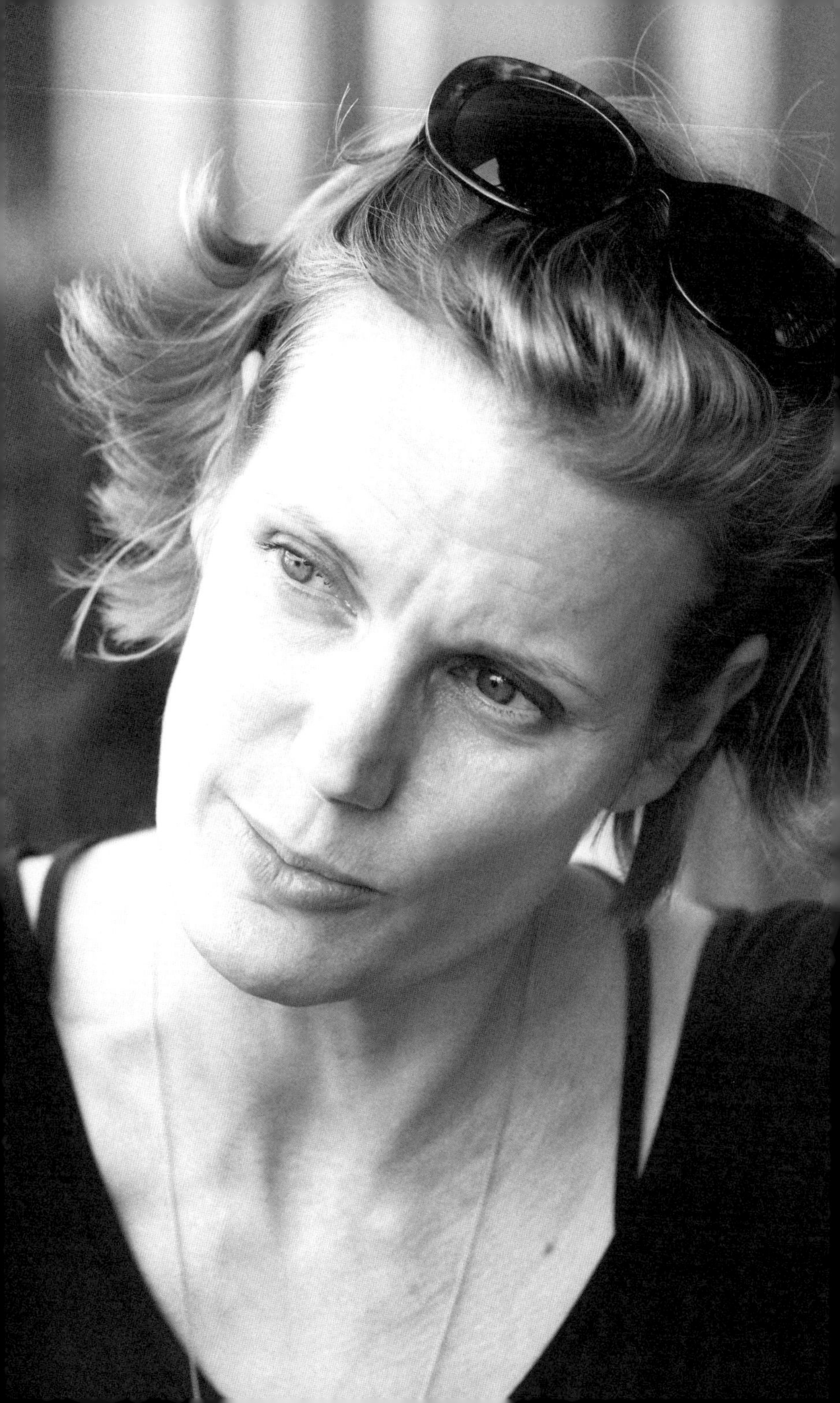

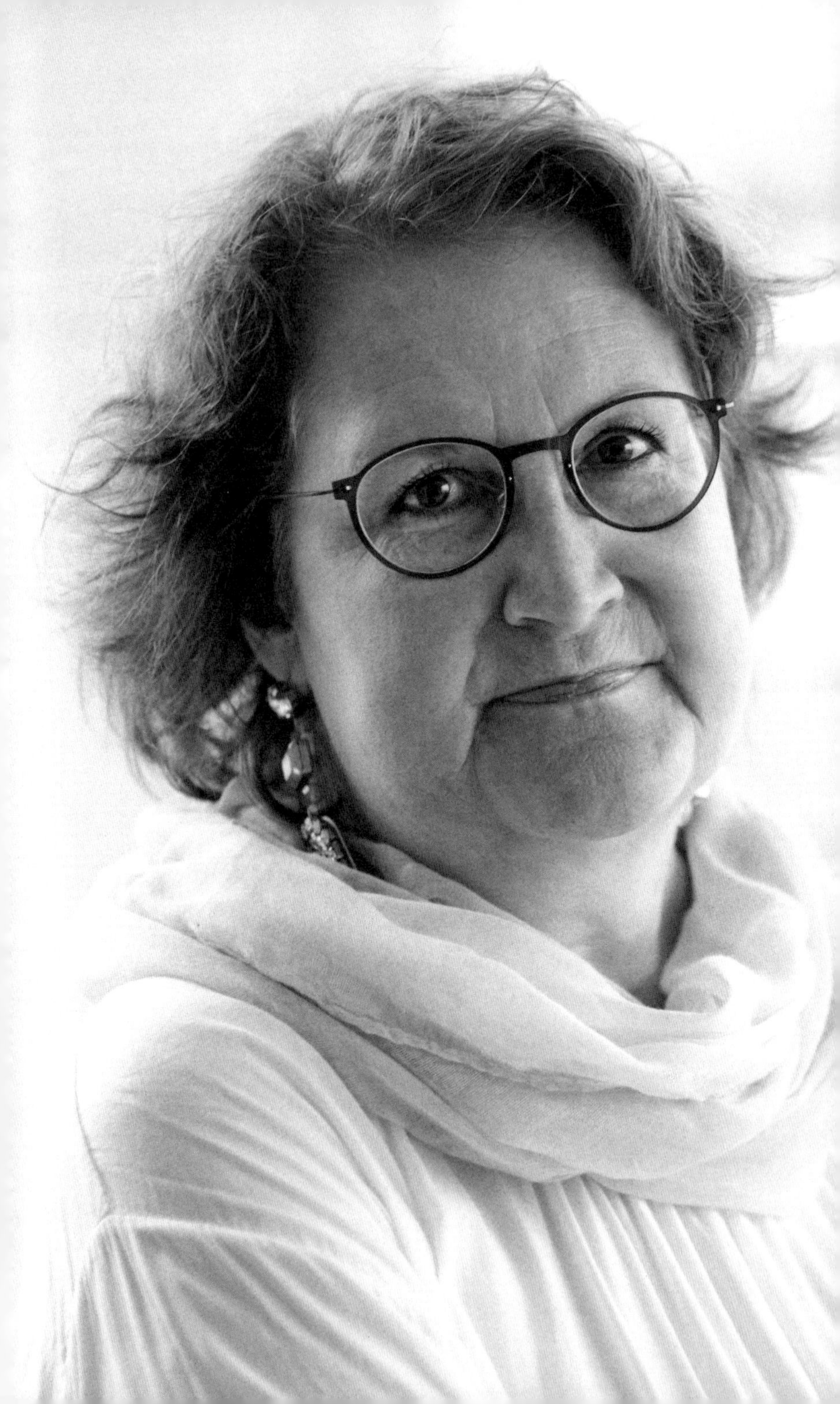

»Die Schulmediziner müssen heilen – sie haben Mühe, Patienten gehen zu lassen. Doch wenn Heilung nicht mehr möglich ist, rückt ein würdevolles Sterben in den Vordergrund. Die Palliativmedizin hilft mir und meinem Mann hier begleitend und unterstützend.«

Marlies Hürlimann, unheilbar an Krebs erkrankt

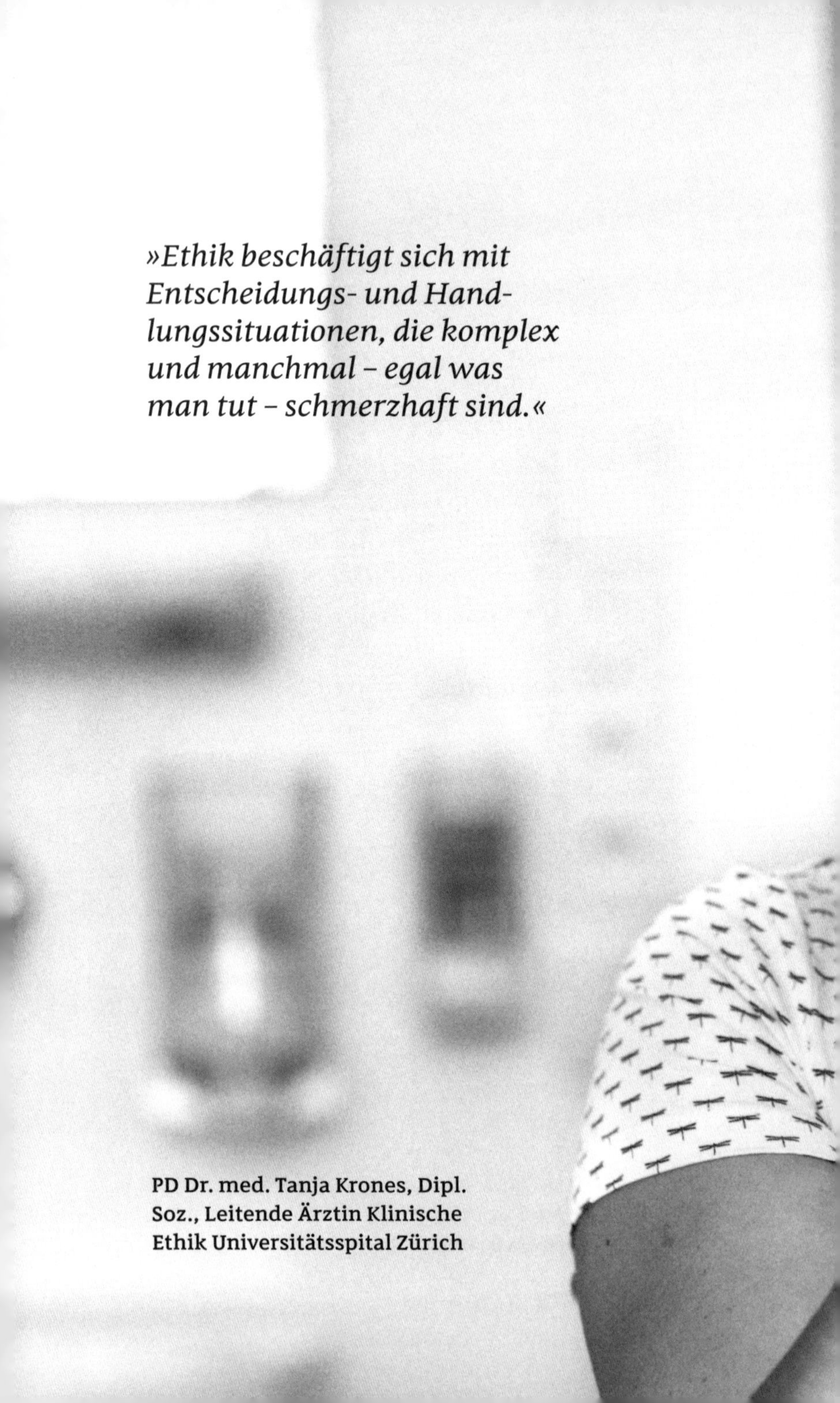

»Ethik beschäftigt sich mit Entscheidungs- und Handlungssituationen, die komplex und manchmal – egal was man tut – schmerzhaft sind.«

PD Dr. med. Tanja Krones, Dipl. Soz., Leitende Ärztin Klinische Ethik Universitätsspital Zürich

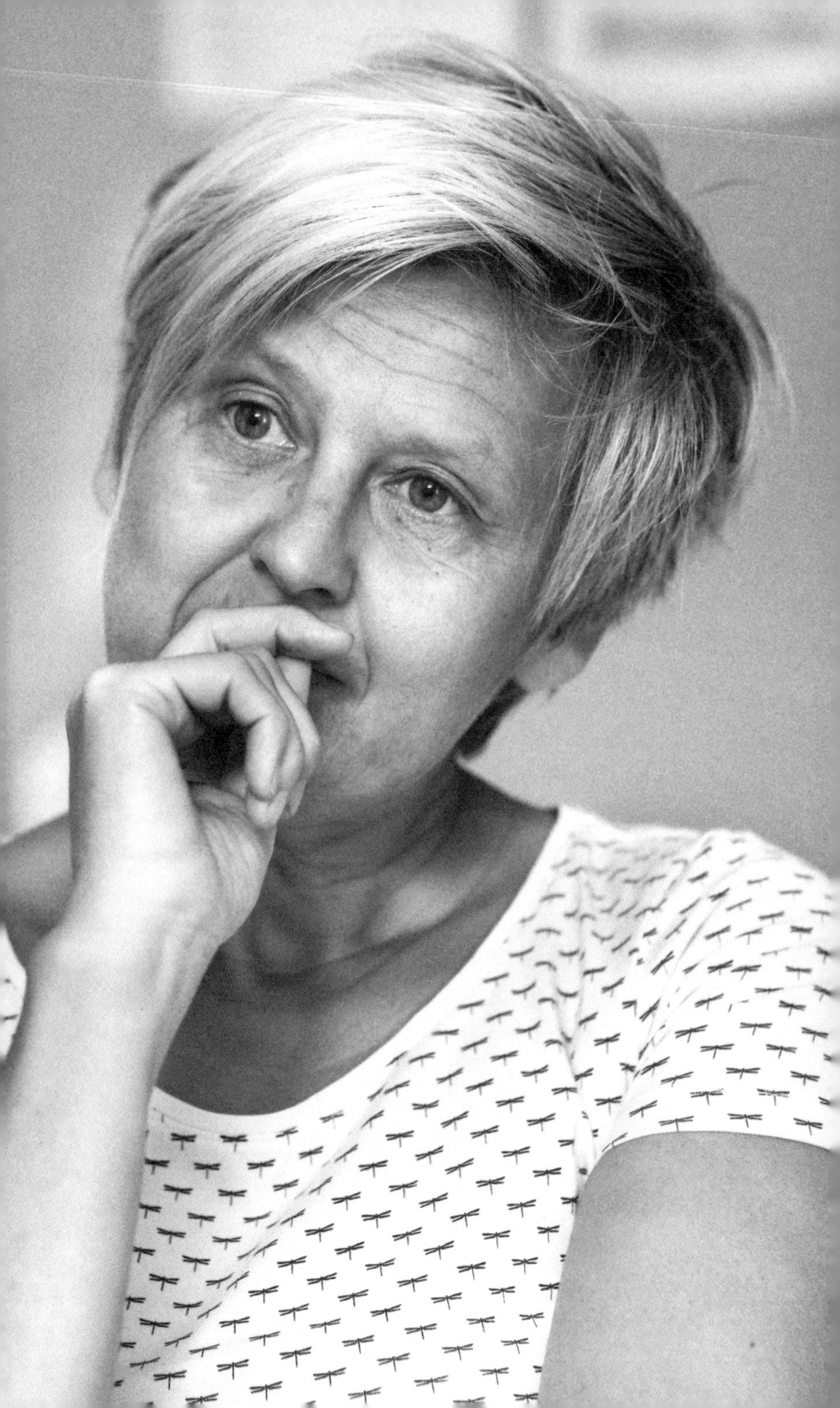

Zeit haben: Die Aufgabe der freiwilligen Begleitenden

Elena Ibello

Frau Surber sitzt in der Stube des Pflegezentrums Spital Limmattal am Tisch und schläft. Vor ihr steht eine halb volle Tasse Kaffee, was die freiwillige Begleiterin Daniela Caduff überrascht, denn Frau Surber liebt Kaffee, und selten trifft Caduff die 97-Jährige schläfrig an. Sie weckt sie sanft. »Bist du wach?«, fragt sie ein zweites Mal und schickt einen zweifelnden Blick über Frau Surbers Schulter in meine Richtung. Frau Surber: »Jaja!« Sie schaut ihre mehr als 40 Jahre jüngere Begleiterin an und streckt sich. Diese streicht ihr sanft über den Rücken. »Du kannst schon einmal aufstehen. Ich mache gleich den Rollator parat.«

Daniela Caduff engagiert sich als freiwillige Begleiterin beim Verein Wabe Limmattal. Sie kennt Frau Surber schon viele Jahre. Nicht immer waren sie per Du. Vor vier Jahren, nach langer Zeit der Bekanntschaft, hatte Madeleine Surber zum Essen beim örtlichen Chinesen eingeladen und Daniela Caduff das »Du« angeboten. Caduff muss wohl etwas verdutzt geschaut haben, bevor sie darauf einging, denn Frau Surber fragte: »Was ist? Bin ich dir zu alt?«

Frau Surber schiebt ihren Rollator Richtung Lift, dann bleibt sie stehen: »Ich ziehe besser noch ein Jäckchen an.« Sie ist es gewohnt, mit ihrer Begleiterin hinauszugehen, an die frische Luft. Zuerst einen ausgiebigen Spaziergang, dann einen feinen Cappuccino mit Schokopulver auf dem Milchschaum, im Café des Pflegezentrums oder auch auswärts in ihrem Lieblingscafé. Die lebhafte alte Dame hat sich noch nicht daran gewöhnt, dass ihr Bewegungsradius sich verkleinert. Wenn auch, so hofft sie, nur vorübergehend. Sie fasst sich ans linke Bein, es schmerzt, vor drei Wochen erst wurde sie operiert: Oberschenkelbruch nach einem Sturz. »Du brauchst kein Jäckchen, Madeleine.« Caduff legt ihr die Hand beschwichtigend auf die Schulter. »Sicher? Ist es nicht ein wenig kalt?« – »Nein, wir bleiben drin. Wir gehen nur hinunter ins Café.« – »Aha. Aber ein Paar andere Schuhe sollte ich anziehen!« – »Das ist nicht nötig. Wir gehen ja nicht nach draußen.« – »Nicht? Wieso nicht?« – »Das ist nicht so gut mit deinem Bein, wenn wir zu weit laufen. Du musst es langsam angehen.« – »Ah, ja. Das haben sie mir auch gesagt.«

Daniela Caduff schaut ein wenig besorgt. Seit der Operation ist Frau Surber öfter müde, weniger konzentriert, ihr Gedächtnis lässt nach. Aber das könne nun mal passieren in ihrem Alter, gerade nach einer Narkose. Frau Surber packt ihren Rollator und schiebt ihn vor die grüne Lifttüre, wo sie stehen bleibt: »Schauen Sie mal, wie herzig!« Sie zeigt auf einen kleinen Engel und sieht mich mit strahlenden Augen an. »Schauen Sie mal, wie schön!« Auf dem Tischchen mit der Engelsfigur, die es Frau Surber so angetan hat, steht kein Foto, und es brennt auch keine Kerze; es ist niemand gestorben in diesen Tagen im Pflegezentrum des Spitals Limmattal.

Als erste Langzeitinstitution der Schweiz hatte das Pflegezentrum Spital Limmattal 2012 das Label »Qualität in Palliative Care« erlangt. Fachpersonen aus Pflege, Geriatrie, Gerontologie und Palliative Care kümmern sich um die 134 Bewohnenden in der Langzeitabteilung, dem Hospiz und der geschützten Demenzstation. Caduff kennt Pflegezentrum wie Spital sehr gut – und auch sie kennt man im Haus. Geht sie durch die Gänge, wird sie allenthalben gegrüßt, von Patienten, von Angehörigen, vom Personal. Caduffs Mann ist als Arzt im Spital Limmattal tätig. Sie zitiert ihn am liebsten mit den Worten: »Wir sind von Geburt an palliativ.« Selber ist die 53-Jährige schon länger aus dem Pflegeberuf ausgestiegen, um kranke Menschen kümmert sie sich allerdings immer noch.

Als Pflegefachfrau und Anästhesieschwester war sie lange auf der Onkologie tätig. Daniela Caduff liebte ihre Arbeit. »Aber ich hatte nie die Zeit, die ich gebraucht hätte, um die Patienten so zu begleiten, wie ich es gerne getan hätte.« Irgendwann stimmte es für sie nicht mehr. Sie stieg aus dem Berufsleben aus, kümmerte sich vorwiegend um ihre Kinder, begleitete später ihren Vater durch eine schwere Krankheit bis zu seinem Tod. Die Begleitung ihres Vaters war anspruchsvoll, die ganze Familie war stark involviert und engagierte sich bis zur Erschöpfung. »Und dann kam auf einmal eine freiwillige Begleitung dazu, die die Nachtwachen übernahm. Das war wie der Himmel auf Erden für uns!« Caduff war beeindruckt, wie viel diese Nachtwache durch Freiwillige bewirken konnte, wie sich die gesamte Situation plötzlich zu entspannen begann – auch wenn die Betreuung des Vaters für sie weiterhin intensiv blieb. »Als mein Vater starb, entstand bei mir plötzlich diese große Lücke.« Nicht nur in ihrem Herzen, auch in ihrem Alltag. »Ich bin in einer privilegierten Situation, es geht uns gut, auch finanziell. Davon wollte ich etwas zurückgeben.« Zufällig stieß sie auf ein Inserat des Vereins Wabe Limmattal in der Lokalzeitung. »Wabe« steht für »wachen und begleiten«, in diesem Verein engagieren sich Freiwillige, die schwer kranke und sterbende

Menschen sowie ihre Familien begleiten. Die Freiwilligen entlasten die pflegenden Angehörigen, übernehmen Nachteinsätze, unterstützen im Alltag, leisten Gesellschaft oder begleiten Angehörige im Trauerprozess. Das war genau das, was Daniela Caduff machen wollte, und sie griff sofort zum Hörer. Die Einsatzleiterin Elisabeth Müggler, eine Schwester des Klosters Ingenbohl, die den Verein Wabe Limmattal 2003 mit gegründet hatte, nahm ihr Interesse mit Freude auf. 13 Jahre ist dieses Telefonat nun her. »Und jetzt bin ich da und bringe nichts mit als Zeit«, sagt Caduff und wirkt dabei, als hätte sie mit diesem Engagement gerade erst angefangen.

Im Café des Pflegezentrums Spital Limmattal will sich Frau Surber an einen Tisch setzen, von dem aus sie die Blumen im Garten sehen kann: »Ich bin halt gerne draußen.« Es gefällt ihr im Pflegezentrum, sie kennt es schon lange, obwohl sie erst wenig mehr als ein Jahr hier lebt. Vor fünf Jahren hatte sie schweren Herzens ihren Mann hierhergebracht. »Man gibt jemanden eben nicht gerne weg, einfach so.« Lange hatte sie ihren demenziell erkrankten Hans zu Hause betreut. Eine schwierige Aufgabe, sie tat es gerne, trotz allem. Doch irgendwann war sie wohl selbst zu alt. Mit 92 Jahren ist es nicht selbstverständlich, dass man für sich selber und seinen Partner sorgen kann. Frau Surber, inzwischen knapp 97 Jahre alt, ist eine zierliche Frau mit vollem, weißem Haar, steckengerade und kurz geschnitten. Eine filigrane Brille sitzt ihr auf der schmalen Nase, um den Hals trägt sie eine feine Goldkette mit Herz-Anhänger.

Daniela Caduff holt Kaffee, den Cappuccino mit Schokopulver für Frau Surber. Diese zieht eine Postkarte aus ihrer weißen, schicken Handtasche, die ihr offensichtlich seit Langem gute Dienste leistet. »Herzliche Grüße aus dem schönen Apulien.« Frau Surber liest und schreibt noch, auch wenn ihre Augen ihr immer öfter den Dienst verweigern. Das Zeitunglesen gehört für sie zum Tag, auch ihren Kalender führt sie akribisch, mit der Hilfe von Daniela Caduff. Die Unterschrift auf der Postkarte kann sie nicht entziffern. »Die ist sicher von Véronique«, sagt Frau Surber und lächelt. Véronique schreibt ihr jede Woche eine Karte ins Pflegezentrum. Sie ist einer der wenigen Menschen, mit denen die alte Dame noch regelmäßig Kontakt hat. »Wissen Sie, in meinem Alter gibt es nicht mehr viele Menschen, mit denen ich mich unterhalten kann.« Freunde leben nicht mehr. Und wer noch lebt, ist – auch wenn betagt – wesentlich jünger als sie. So wie Véronique, die 75-jährige Freundin, die noch durch die halbe Welt tingelt. Oft sagt Frau Surber zur freiwilligen Begleiterin: »Weißt du, du bist die Einzige, mit der ich richtig reden kann.« Das hat mit dem Alter freilich nichts zu tun, die Freiwillige hatte die Surbers schon damals begleitet, als Hans Surber immer mehr Betreuung brauchte. Caduff kennt Frau Surbers Leidensweg mit ihrem demenzkranken Mann, seinen Übertritt ins Heim. Sie erlebte ihn mit, den schleichenden Verlust, den Madeleine Surber erlitt, bis ihr Mann 2013 verstarb. Sie weiß, dass es für sie nicht leicht war, die nachlassende Leistungsfähigkeit ihres Mannes zu akzeptieren, und sie weiß auch, wie Frau Surber sich jahrelang trotz allem liebevoll und mit Hingabe um ihren Mann gekümmert hatte. Dieses gemeinsame Wissen und Erleben verbindet die beiden unterschiedlichen Frauen.

Wenn das Sterben beginnt

»Das ist eigentlich keine typische Begleitung«, sagt Caduff über die Beziehung, die sie zu Frau Surber pflegt. Beziehung spiele dennoch in jeder Begleitung eine große Rolle. Um einen Menschen in seiner Krankheit und in seiner letzten Lebensphase eng begleiten zu können, muss erst Vertrauen aufgebaut werden. »Manchmal entsteht eine echte Beziehung«, sagt Caduff.

»Dann kann ich viel ausrichten. In einer vertrauten Atmosphäre können gute Gespräche stattfinden oder man versteht sich auch ohne Worte. So kann ich Trost spenden und den Menschen vermitteln, dass sie nicht alleine sind.« Manchmal allerdings kann keine Beziehung entstehen. Sei es, weil zwischen den Menschen einfach das Interesse daran nicht besteht – weil es nicht »funkt« –, sei es, weil die Zeit dafür fehlt. »Immer häufiger werden wir von Wabe erst gerufen, wenn ein Mensch bereits ganz am Ende seines Lebens steht und die Angehörigen dringend eine Verschnaufpause brauchen.« Und das wird für die freiwilligen Begleitenden in allen Regionen immer mehr zur Herausforderung. Für Caduff war darum klar, dass sie Frau Surber auch nach dem Tod ihres Mannes weiterbegleiten will.

Wenn immer möglich, baut Daniela Caduff auch zu den Angehörigen eine Beziehung auf. »Als Begleitende sind wir für die Angehörigen manchmal wichtiger als für die Betroffenen selber.« Mit ihnen spricht Caduff oft und ausgiebig. So erfährt sie, was sie und die Erkrankten beschäftigt im Hinblick auf die letzte Phase, auf das Sterben, den Tod, den Verlust. Wovor sie Angst haben und was sie sich wünschen, wie sie ihren aktuellen Alltag meistern und was ihnen dabei Sorgen bereitet. »Wenn ich eine Nacht bei einer Person verbracht habe, dann gehe ich am nächsten Morgen nicht einfach aus dem Haus, sobald die betreuenden Angehörigen aufgestanden sind.« Diese konnten endlich wieder einmal durchschlafen und trinken mit der freiwilligen Begleiterin gerne noch einen Kaffee. Sie wollen wissen, wie die Nacht verlaufen ist und wie Caduff die Situation einschätzt. Dass diese in ihrem Berufsleben Pflegefachfrau war, hilft ihr bei solchen Einschätzungen und bei der Betreuung im Allgemeinen. Nötig sind pflegerische Kenntnisse für diese freiwillige Arbeit jedoch nicht.

Die Beziehung zu den Angehörigen ist auch darum wichtig, weil sie diejenigen sind, die in den Tagen und Stunden vor und nach dem Tod des Betroffenen begleitet werden wollen. In dieser Phase übernimmt Caduff – wenn sie zufällig auch im Moment des Sterbens dabei ist – für kurze Zeit die Führung. Wenn sie sieht, dass das Sterben begonnen hat, thematisiert sie mit den Angehörigen ganz konkrete Dinge. Zum Beispiel fragt sie die Ehefrau eines sterbenden Mannes, ob sie bereits wisse, was man ihm nach seinem Tod anziehen soll. »Oft gehen wir dann gemeinsam zum Kleiderschrank, und die Frau sucht die Lieblingskleider ihres Ehemannes zusammen. Das ist ein Ritual, das ich oft durchführe.« Die Angehörigen wurden meist schon informiert durch den Hausarzt oder die Hausärztin und wissen, dass sie allenfalls noch in derselben Nacht mit dem Tod ihres Familienmitglieds rechnen müssen. Caduff spricht mit ihnen auch darüber, was zu tun ist, wenn es so weit ist; dass man den Arzt oder die Ärztin erst rufen muss, wenn der Tag angebrochen ist, wen es sonst zu benachrichtigen gilt, dass man sich für alles Zeit nehmen darf. »Über all diese Dinge Bescheid zu wissen, wenn die letzten Stunden gekommen sind, hilft denen, die zurückbleiben«, ist Caduff überzeugt. Außerdem wissen die wenigsten, was genau passiert, wenn ein Mensch stirbt. »Wenn die Angehörigen zum Beispiel sehen, wie die Nase und das Kinn ihres geliebten Menschen plötzlich spitzer werden, die Flecken, die am ganzen Körper auftauchen … Das sind Dinge, die die Menschen verunsichern können. Ich versuche in dieser ganzen Anspannung und Ungewissheit ein Ruhepol für die Familien zu sein.« Manchmal fordert sie die Angehörigen auch auf, laut und deutlich zu sprechen. »Wenn wir flüstern, dann könnte der sterbende Mensch denken, wir reden über Dinge, die er nicht hören sollte.« Das Gehör ist das letzte Sinnesorgan, das aufhört zu funktionieren. Manchmal motiviert Caduff die Menschen auch, direkt zum Sterbenden zu sprechen, ihn zu berühren und ihm mitzuteilen, dass er nicht alleine ist, dass er gehen darf. »Das ist tröstlich für alle.«

Wenn die Person tatsächlich stirbt in der Nacht, in der sie da ist und wacht, fragt sie die Ehefrau oder die Kinder, ob sie die verstorbene Person gemeinsam anziehen und waschen möchten. Sie richten den Verstorbenen gemeinsam her, drapieren die Decke, zünden vielleicht eine Kerze an. »So sind die Betroffenen beschäftigt, aber nicht abgelenkt von dem, was passiert ist. Manchmal ist es auch gut, mit ihnen kurz den Raum zu verlassen, vielleicht einen Tee zu trinken und zuzuhören. Dann können die Tränen fließen.« Oft ist es mitten in der Nacht, wenn das Ritual beendet ist. »Dann wollen die wenigsten alleine sein.« Besonders wenn keine weiteren Angehörigen als die Ehefrau oder der Ehemann da sind, ist Caduffs Präsenz gefragt. Erst wenn das Tageslicht hereinbricht und Familienangehörige oder Freunde eintreffen, verabschiedet sie sich.

Nachteinsätze leisten nicht alle der 35 Begleitenden, die sich bei Wabe engagieren. Auch in der Ausgestaltung der Begleitung gilt das Prinzip der Freiwilligkeit. Bei Wabe – wie bei anderen Vereinen, die solche Einsätze leisten – engagieren sich viele sehr unterschiedliche Menschen. Sie werden so eingeteilt, dass sie von ihrem Wesen und ihrer Art möglichst gut zur Familie passen, die sie begleiten sollen.

Das Unausweichliche zur Sprache bringen

Im Café schwelgen Daniela Caduff und Madeleine Surber in gemeinsamen Erinnerungen von Spaziergängen, Restaurantbesuchen und den schönen Dingen, die sie während der Begleitung von Hans Surber erlebt haben. Frau Surber kramt immer wieder in ihrer weißen Handtasche nach ihrer Agenda. Sie schlägt sie auf, liest Einträge vor. Solche, die in der Zukunft liegen, aber auch solche von vergangenen Tagen. »Schau mal, hier: Sturz, Operation, siebter Stock. Und dann: Zurück auf die Abteilung.« Caduff hat ihr auf ihren Wunsch die Geschehnisse von vor drei Wochen in der Agenda notiert. So sieht sie, wie die Zeit vergeht und wie schnell sie Fortschritte macht. Die Agenda gibt Frau Surber Orientierung. Sie blickt noch einmal hinein und strahlt: »Oh, heute ist Mittwoch! Dann kommt der Herr Frieden und spielt auf seiner Handorgel. Das mag ich so sehr.«

Über ihre Zukunft macht sich Frau Surber keine Sorgen. »Der Gedanke, hier bis zum Schluss zu leben und auch zu sterben, beunruhigt mich gar nicht. Ich bin hier sehr gut aufgehoben, bis zum letzten Moment.« Auch ihr Mann habe es an diesem Ort schön gehabt. »Ich hatte das Gefühl, ihm sei es bis ganz zum Schluss wirklich gut gegangen.« Ob die Betreuenden wissen, was ihr im Sterben wichtig sein wird? Zumindest kennen und mögen sie Frau Surber schon so lange, dass sie die Situation vermutlich gut werden einschätzen können. Und dann ist ja auch Daniela Caduff noch da.

Die freiwillige Begleiterin weiß: Nicht alle Menschen wollen übers Sterben sprechen. Sie erlebe einige, die auch dann nicht darüber reden mögen, wenn sie bereits im Sterben liegen. Das könne für die Angehörigen eine große Belastung sein. Auch das Umgekehrte habe sie schon erlebt: Dass ein erkrankter Mensch gerne über das Sterben reden möchte, aber seine Angehörigen davon nichts hören wollen. Das könne dem Sterbenden den letzten Abschnitt erschweren.

Vor Jahren hatte Caduff zusammen mit einer Kollegin von Wabe einen Mann mit einem Hirntumor begleitet. Er hatte die Diagnose kurz nach seiner Pensionierung erhalten und lebte danach noch ein Jahr. »Das war ein tragisches Schicksal, und seine Frau konnte es einfach nicht annehmen. Sie hatte nach der Pensionierung mit ihrem Mann die Dolce Vita genießen wollen.« Die beiden hatten sieben Autos in der Garage, wollten noch etwas erleben und schmiedeten Pläne. Doch dem Mann ging es schnell schlechter, und seine Frau beklagte sich zusehends, er wolle nichts mehr unternehmen, nicht einmal nach draußen gehen, er habe Todessehnsucht. »Für sie war es ein absolutes Tabu, darüber zu sprechen, dass ihr Mann unumkehrbar vor dem Tod stand.« Ihr Mann hingegen war offen, konnte immer besser reden. Er hatte schon sehr lange an diesem Ort gewohnt und sagte eines Tages zu Caduff, als er bei einer Zigarette auf seinem Balkon saß: »Wissen Sie, ich habe noch nie gesehen, wie schön diese Bäume sind. Plötzlich sehe ich, dass da ein Vogel wohnt. Meine Welt ist zwar kleiner geworden, aber reicher.« Als das Ende nahte, wollte seine Ehefrau nicht, dass man ihrem Mann Morphin gab, die Medikamente würden ihn umbringen, meinte sie. »Sie klammerte«, sagt Caduff. »Das war schlimm.« Der Mann starb, ohne dass er und seine Frau sich wiedergefunden hätten.

Zum Reden drängen will Caduff niemanden, sie versucht vielmehr zu spüren, bei wem ein Bedürfnis nach solchen Gesprächen vorhanden ist. »Reden über das Sterben kann ich nur mit Menschen, die den Tatsachen ins Auge sehen können. Dann kann ich auch Fragen stellen wie: Macht Ihnen etwas Angst? Oder: Worüber wollen Sie unbedingt noch sprechen?« Auf solche Fragen erfahre sie oft sehr viel darüber, was die Betroffenen beschäftigt, und ihre Fragen können Anstoß dafür sein, dass Familienmitglieder noch einmal intensive Gespräche miteinander führen. »Am Sterbebett kommen sehr oft Konflikte – offene wie unter der Oberfläche schwelende – in der Familie noch einmal zum Vorschein.« Caduff will deshalb in ihren Begleitungen wo immer möglich die Beteiligten dazu ermuntern, ihre Konflikte zu lösen, solange sie noch können.

»Wenn man noch einmal über alles geredet hat, geht der letzte Schritt oft viel leichter.«

Frau Surber redet heute fast nur noch mit dem Pflegepersonal und mit Daniela Caduff. Schon als ihr Hans noch lebte, begannen immer mehr Freunde wegzusterben. »Da macht man sich ganz automatisch auch Gedanken zum eigenen Leben und zum eigenen Sterben«, erzählt Frau Surber. »Wir haben miteinander darüber geredet, was wir uns wünschen und was nicht.« Die Gespräche fanden aber schon bald nicht mehr statt, die fortschreitende Demenz von Hans ließ das nicht mehr zu. Immerhin wusste sie inzwischen, dass ihr Mann zwar ein Urnengrab auf dem Friedhof wollte, aber keine Abdankungsfeier. »Ich will nach meinem Tod auch keinen Gottesdienst. Wer soll denn noch kommen?«

Zuhören und vermitteln

Nach einer Stunde Unterhaltung ist Frau Surber müde, sie will wieder auf die Abteilung zurück. Als wir dort aus dem Lift treten, dringen fröhliche Klänge an unsere Ohren. Frau Surber geht in die Stube und sieht Herrn Frieden mit seiner Handorgel. »Nachem Räge schiint d'Sunne«, stimmt sie mit den anderen Bewohnenden sofort in das Lied ein, das Frieden gerade spielt. »Ich liebe Musik«, sagt Frau Surber und summt. Ohne dabei zu erwähnen, dass sie selber eine begnadete Klavierspielerin ist und in ihrem hohen Alter schon manch einen zum Staunen brachte, als sie sich wie beiläufig an ein Klavier setzte und die Saiten zum Klingen brachte. Nach einigen Liedern verabschieden wir uns, und Frau Surber verlangt ein Versprechen: Wir sollen bald wieder kommen.

Schon sehr früh war Daniela Caduff in Kontakt gekommen mit Menschen im Alter und mit Krankheit. Ihr Vater hatte lange Zeit ein Alters- und Pflegeheim in Luzern geführt. Als Kind und als Jugendliche halfen sie und ihre drei Geschwister zusammen mit der Mutter regelmäßig mit bei der Betreuung der Bewohnenden. Prägend waren für sie wohl auch die Gespräche über Leben und Tod, die man in der Familie führte. Der Vater hatte Theologie studiert, war ein gläubiger und spiritueller Mensch und behielt seinen Glauben auch im Sterben, bei dem die ganze Familie ihn begleitete. Inzwischen begleitet Daniela Caduff auch ihre betagte Mutter, die bei Luzern lebt und nach einem Unfall auf Hilfe angewiesen ist. Jeden Dienstag fährt sie hin und verbringt den Tag bei der Mutter.

Wenn Caduff als freiwillige Begleiterin am Bett eines Sterbenden sitzt, ist sie sich immer bewusst, dass sie für diese Person nicht selten »eine Fremde« ist. »Das ist etwas anderes, als wenn man eigene Angehörige begleitet.« Sie will darum einfach da sein, ohne sich aufzudrängen. Interesse zeigen, ohne etwas zu erzwingen. »Kranke erzählen meist sehr gerne von ihrem Leben und freuen sich, dass sich jemand für ihre Geschichte interessiert.« In der letzten Lebensphase, kurz vor dem Tod, ändere sich das jedoch häufig. »Menschen, die bald sterben, ziehen sich oft zurück. Sie wollen beispielsweise nicht mehr gewaschen oder gehalten werden. Viele wollen einfach in Ruhe gelassen werden.« Eine schwierige Situation für die Angehörigen. »Daran verzweifeln sie manchmal fast.« Als erfahrene Begleiterin kann Caduff in solchen Momenten Verständnis schaffen, indem sie erklärt, dass dieses Verhalten nichts Ungewöhnliches ist bei sterbenden Menschen.

Nicht selten übernimmt sie eine Vermittlerrolle. Gerade dort, wo Probleme oder Konflikte bestehen, oder wenn es Betroffenen schwerfällt, sich bei medizinischen Leistungserbringern konkret über ihre Wünsche zu äußern. Dann vermittelt sie zwischen Kranken, Angehörigen und Fachpersonen. »Nicht immer ist es allerdings erwünscht, dass ich vermittle.«

Oft fürchten Patienten, ihrer Familie zur Last zu fallen. »Was soll das noch?«, fragen sie. »Da besteht eine große Mutlosigkeit. Obwohl ich nie den Eindruck hatte, dass die Angehörigen den Erkrankten tatsächlich als Last empfanden. Nie. Aber sie brauchen möglicherweise Unterstützung, um alles meistern zu können. Und diese anzunehmen fällt nicht allen leicht.« Es kommt auch vor, dass Sterbende Angst haben, ihre Familienangehörigen könnten mit dem Verlust nicht klarkommen. Dass sie das Gefühl haben, sie dürften sie nicht verlassen. »Ich erinnere mich an einen Patienten, der der Überzeugung war, seine Frau wolle ihn nicht gehen lassen. Ich ging mit ihr an sein Bett und sagte: Schauen Sie, Herr Müller, Ihre Frau wird stark sein für Sie. Und sie sagte: Ich werde das schaffen, du darfst loslassen.«

Das schwierigste Gespräch über das Sterben, das die freiwillige Begleiterin bisher geführt hat, war eines mit einer schwer kranken Frau, die sie nur einmal getroffen hat. Der Hausarzt der 75-Jährigen hatte Wabe kontaktiert, weil er selber im Gespräch mit ihr nicht mehr weitergekommen war. Die Patientin war nach einem Eingriff am Darm auf intensive Hilfe angewiesen. Lange hatten die Nachbarn sie unterstützt, als sich die Situation aber verschlechterte, wollte die Frau sie nicht weiter belasten und sie wollte auch nicht, dass die Spitex zu ihr nach Hause kam. Sie empfand ihre Situation als unwürdig und zog darum einen assistierten Suizid in Erwägung. Als Caduff bei der Patientin vor der Türe stand, wurde sie mit den Worten begrüßt: »Sind Sie auch so eine, die mir ›Exit‹ ausreden will? « Caduff: »Ausreden nicht, aber nach anderen Lösungswegen suchen.« Sie wollte sicherstellen, dass die Patientin informiert war über die Möglichkeiten, die sich bieten, und sehen, ob sie damit vielleicht doch leben könnte. Die Betroffene war alleinstehend, hatte sich erfolgreich durch ein hartes Leben gekämpft und wusste, was sie wollte: »selbstbestimmt sein«, im Leben wie im Sterben. Caduff konnte die Beweggründe der Frau verstehen, aber sie war der Ansicht, mit der Hilfe der Spitex wäre alles viel einfacher und zumindest einen Versuch wert. »Bei diesem Gespräch kam ich mir vor wie ein Eindringling. Ich kannte diese Frau nicht, stand einfach plötzlich da und wollte mit ihr über eines der persönlichsten Dinge sprechen, die es im Leben gibt.« Caduff versuchte zu vermitteln, dass man mit der richtigen Unterstützung sehr viel Lebensqualität erhalten kann. »Das Gespräch lief gut, doch die Dame ließ sich nicht in die Karten blicken. Ich verabschiedete mich, ohne zu wissen, ob sie nicht im nächsten Moment eine Sterbehilfeorganisation anrufen würde.« Sie erfuhr danach vom Hausarzt der Patientin, dass diese die Spitex zugelassen hatte. Ob sie sich damit auch arrangieren konnte, weiß Caduff nicht.

An diesem Sommernachmittag ist Frau Surber nicht so müde wie beim letzten Besuch. Die alte Dame trägt eine weiße Bluse mit kleinen roten Punkten, dazu ein hellgelbes Wolljäckchen. Auf der Terrasse des Spitals Limmattal beugt sie sich über ihren Cappuccino mit Schokopulver. »Man kann seine Situation manchmal einfach nicht ändern. Dann geht es einem besser, wenn man sich in sie hineinlebt.« Natürlich war es auch für sie nicht leicht, ihr Zuhause zu verlassen, wo sie ihren fixen Tagesablauf hatte. Nach dem Turnen ging es ans Einkaufen, bald ans Kochen, und die Wohnung mit der großen Terrasse gab immer etwas zu tun. Im Heim hatte sie diesen Ablauf anfangs vermisst. »Ich konnte plötzlich nicht einmal mehr kneippen. Ich habe ja hier nichts als ein Waschbecken im Zimmer!« Die Umstellung hat sie inzwischen gemeistert. »Meine Lebensqualität hat zugenommen. Ich habe wohl nicht mehr so viele Freiheiten, dafür habe ich täglich Kontakt zu lieben Menschen. Ich muss nicht einkaufen, nicht kochen, nicht waschen. Ich kann meine Zeit genießen.« Hilfe anzunehmen fällt Frau Surber im Pflegeheim leichter als zu Hause.

Wenn ein Mensch stirbt, den Daniela Caduff begleitet hat, erweist sie ihm wenn möglich die letzte Ehre, wie sie sagt, und erscheint auf der Beerdigung. Oft trifft sie die Angehörigen danach noch einmal zum Kaffee. Caduff verabschiedet sich so nicht nur vom Sterbenden, sondern auch von seinem Umfeld.

Bevor wir gehen, zeigt Frau Surber mir ihr Zimmer. Sie schwärmt vom Ausblick, den sie in den Innenhof hat. Im zweiten Stock steht ihr Bett vor einer großen Fensterfront, die den Blick direkt in die Kronen großer Bäume freigibt. »Es ist so schön, wenn man liegend in die Bäume schauen kann!« Am Morgen, wenn Frau Surber aufwacht, bleibt sie oft noch einen Moment liegen, schlägt die Bettdecke zur Seite und hebt ihre Beine in die Luft. Dann beginnt sie, mit den Füßen in der Luft zu strampeln, als würde sie Fahrrad fahren. »Das habe ich schon als Kind immer gemacht. Und solche Dinge kann ich ja hier immer noch tun!«

Zumindest in einer Sache sind sich Frau Surber und Daniela Caduff sehr ähnlich. Caduff, groß und schlank, wacher Blick und feste Stimme, sagt: »Ich genieße das Leben!« Es ist, als würde sie etwas sagen, das längst nicht mehr gesagt werden müsste. Im Gespräch mit ihr wird ihre Lebensenergie spürbar. Sie lebt auf in ihren Kontakten, in den Begegnungen mit Menschen. Caduff engagiert sich nicht nur als freiwillige Begleiterin bei Wabe, sondern ist auch die gute Seele in ihrer Nachbarschaft, wo viele alte Witwen leben, die froh sind um Unterstützung. Ihre Ruhe findet Caduff im Wald, wo sie täglich joggen geht. Dafür nimmt sie sich in ihrem Alltag Zeit, in dem sie neben der Nachbarschaftshilfe, der Begleitung bei Wabe und den wöchentlichen Besuchen bei der Mutter auch als Präsidentin eines Sinfonieorchesters amtet, Querflöte spielt, die

Buchhaltung für die Arztpraxis ihres Mannes erledigt, sich um ihren Hund kümmert und immer wieder auch für ihre gerade erwachsen gewordenen Kinder da ist.

Als freiwillige Begleiterin erfährt sie manchmal von Geschichten, bei denen sie ganz für sich denkt: »Oh, nein, so möchte ich nicht sterben müssen.« Dass Menschen kurz vor ihrem Tod noch Angst empfinden, erlebt sie hingegen selten. »Wenn überhaupt, dann ist die Angst viel früher präsent, mitten im Leben.« Nicht so bei ihr. »Ich bin gespannt auf das, was kommt. Ich blicke neugierig und mit großen Erwartungen dem Ende entgegen.«

Verein Wabe Limmattal

Im Verein Wabe Limmattal »wachen und begleiten« engagieren sich Freiwillige. Sie begleiten schwer kranke und sterbende Menschen und ihre Familien. Die Freiwilligen entlasten die pflegenden Angehörigen, übernehmen Nachteinsätze, unterstützen im Alltag, leisten Gesellschaft oder begleiten Angehörige im Trauerprozess. Seit 13 Jahren gibt es den Verein Wabe Limmattal. Die Mitbegründerin Schwester Elisabeth Müggler ist bis heute aktiv im Vorstand und plant die Einsätze der Freiwilligen. Seit der Gründung steigen die Mitgliederzahlen von Wabe kontinuierlich an. Im Gründungsjahr 2003 zählte der Verein zwölf Mitglieder, 2015 sind es rund 430. Im selben Jahr leisteten die Freiwilligen fast 980 Begleitungen und verbrachten mehr als 3500 Stunden mit Betroffenen und Angehörigen.

Auch in anderen Regionen der Schweiz begleiten Freiwillige schwer kranke und sterbende Menschen und ihre Angehörigen. Verschiedene Organisationen wie die »Vereinigung zur Begleitung Schwerkranker« und zahlreiche andere übernehmen mit ihren Einsätzen einen wichtigen Teil der Betreuung von Menschen am Lebensende, zu Hause oder in Institutionen.

Mit Kindern über Sterben und Tod sprechen

Eva Bergsträsser

Mit Kindern über Sterben und Tod sprechen – das klingt sehr schwierig, ja kaum möglich. Zugleich machen es uns Kinder oft leicht, uns mit ihnen gemeinsam auf einen Weg zu begeben, der auch für uns zu Erkenntnissen führen kann, die tröstend, überraschend und lehrreich sind. Ein 3-jähriger Junge, der seine eineinhalb Jahre ältere, schwer kranke und behinderte Schwester verloren hat, bringt dies auf die kurze Formel »mit-ohne«. Damit drückt er etwas aus, was quasi logisch und zutiefst tröstlich erscheint. Er sagt es, ohne gefragt zu werden. Der Junge kann es so sagen, weil in seiner Familie dafür Raum ist, weil er schon Wochen vor dem Tod seiner Schwester auf diesen vorbereitet wurde und sich auch darauf einlassen konnte. Er setzt sich in verschiedenen Situationen intensiv damit auseinander und entdeckt dieses Wort »mit-ohne« für sich, er »übt« und spielt damit. Er lernt, dass er einen schönen Ort das nächste Mal »mit-ohne« seine Schwester besuchen wird, und er sagt es nicht traurig-betrübt. Zum einen mag sich darin die allen Kindern eigene unbewusste Ambivalenz gegenüber Geschwistern ausdrücken, endlich mal »ohne sie« sein zu können. Zum anderen drückt dieses »mit-ohne« auf wunderbare Weise die innige Verbundenheit des Kindes mit seiner Schwester aus: »Auch ohne sie bleibt sie bei/in mir.«

Die Vorstellungen von Krankheit und Tod

Wie Kinder das Leben begreifen, hängt ganz von ihrem Alter ab. Das Verständnis von Leben entwickelt sich nach und nach, bis es – wenn Kinder ungefähr zwölf Jahre alt sind – schließlich jenem der Erwachsenen gleicht. Mit diesem Verständnis von Leben hängt auch das Verständnis von Krankheit zusammen. Wie verstehen also Kinder, die sehr jung schwer erkranken, ihre Krankheit? Hierzu gibt es eine interessante Arbeit von Myra Bluebond-Langner aus den 1970er-Jahren. Als Anthropologiestudentin beobachtete sie Kinder im Alter von drei bis neun Jahren auf einer Leukämiestation in den USA. Damals verliefen Leukämien im Kindesalter noch meist tödlich. Im Gegensatz zu heute erhielten die Kinder ihre Informationen nicht von ihren Eltern oder dem Behandlungsteam, sondern über ihre eigenen Beobachtungen anderer Kinder, die an der gleichen Krankheit litten und aus dem Verhalten der Erwachsenen. Bluebond-Langner unterscheidet fünf Stufen der Erkenntnisse des Kindes nach erfolgter Leukämiediagnose: 1. es ist eine schwere Krankheit; 2. Namen und Nebenwirkungen der Medikamente sind bekannt; 3. Ziele der Therapie und von Untersuchungen – wie einer Knochenmarkpunktion – sind vertraut; 4. die Krankheit wird als eine Folge von Remissionen[17] und Rückfällen erkannt; und 5. diese Abfolge schließt den Tod mit ein. Über diese Stufen wurde von den Kindern die eigene Krankheit, der Verlauf und dessen Bedeutung verstanden. Ich bin: 1. schwer krank, 2. schwer krank, aber es wird besser, 3. immer krank, aber es wird besser, 4. immer krank, und es wird nicht besser, 5. unheilbar krank – ich werde sterben.

Wissenschaftler und Wissenschaftlerinnen sind sich einig, dass eine ernsthafte Erkrankung wie andere tief greifende Ereignisse im Leben eines Kindes zu einem für das jeweilige Alter fortgeschrittenen Krankheitsverständnis und zu einer beschleunigten Entwicklung in diesem Bereich führen kann. Für die Begleitung und Unterstützung des schwer kranken Kindes sowie der Geschwister, Spiel- oder Schulkameraden sind entwicklungspsychologische Kenntnisse und das Wissen um die mit einer Krankheit entstehenden Vorstellungen enorm wichtig. Das Kind zu fragen, was es über seine Krankheit weiß und denkt und was es vielleicht aus Gesprächen zwischen Erwachsenen aufgeschnappt hat, kann helfen, seinen Ängsten und Fantasien kindgerecht und individuell zu begegnen.

Das Verständnis der Kinder von Sterben und Tod variiert je nach Alter und Entwicklung. Sehr kleine Kinder haben noch keine der Wirklichkeit entsprechende Vorstellung von Sterben und Tod; ab dem Alter von zwei Jahren beginnen sie, solche zu entwickeln. Die Realität ist dabei eng mit Fantasien verwoben und von magischen Bildern geprägt. Zugleich sind die kindlichen Vorstellungen vom Tod fließend und wechselhaft. Das heißt, man kann mehr oder weniger tot sein und ein Toter kann jederzeit in das Leben zurückkehren. Die Endgültigkeit des Todes wird noch nicht verstanden. Es ist also nicht verwunderlich, wenn ein 5-jähriges Kind zu einem aufgebahrten Toten geht und ihn anstupst, weil es annimmt, es könne dadurch den Toten »aufwecken«. Später wird der Tod auf das Anhalten bestimmter Funktionen reduziert wie Wachstum und Bewegung, während andere fortbestehen. So kann ein Verstorbener Hunger haben, oder ein Kind im Alter von drei Jahren kann in der Konfrontation mit dem Tod eines Erwachsenen die Idee entwickeln, dass es selbst nicht stirbt, wenn es nicht wächst.

Mit der Einschulung wird das Zeitempfinden differenzierter, die Sterblichkeit des Menschen wird realisiert und dessen Endgültigkeit zunehmend verstanden. Etwa mit neun Jahren ist die Vorstellung des Todes weitgehend ausgereift. Der Tod wird in diesem Alter personifiziert, als eine Art Engel oder Skelett und bleibt noch mit magischen Ideen verbunden. So sind Kinder überzeugt, dass es möglich ist, dem Tod mit List und Stärke zu entrinnen. Hierzu passen auch die Gedanken von Schuld und Strafe. Kinder können sich infolge eines Todesfalls große Sorgen um die Gesundheit der anderen Familienmitglieder machen und Ängste entwickeln. Sie brauchen die Nähe ihrer Eltern mehr als zuvor, möchten nicht auswärts schlafen. Andererseits scheint die Nähe zu einem Jenseits, zum Himmel größer zu sein. Die Vorstellung von Engeln und die Verbindung zum Verstorbenen, der zu einem Engel wird, kann für das Kind sehr tröstlich sein. Interessanterweise gibt es einen Zusammenhang zwischen den Ängsten rund um Sterben und Tod und dem jeweiligen Verständnis und der Todesvorstellung des Kindes. Studien konnten zeigen: Je ausgereifter die Vorstellung des Kindes vom Tod ist, desto geringer ist seine Angst davor.

Die kognitiven Vorstellungen der Jugendlichen vom Tod unterscheiden sich kaum von denen der Erwachsenen. Betroffene Jugendliche zeigen sich entweder »sachlich« unberührt von dem Thema, das sie weit in der Zukunft lokalisieren, oder abwehrend zynisch, um ihre Angst vor dem Tod zu verbergen. So sagte ein Jugendlicher kurz vor seinem Tod zu mir, als ich ihn besorgt wegen seines offensichtlichen Leidens fragte, ob ich seine Eltern anrufen und bitten soll, zu ihm zu kommen: »Keine Sorge, so schnell kratze ich nicht ab.« Diese brüsk wirkende Form der Auseinandersetzung und Bewältigung eines unabwendbaren Schicksals zeigt sich auch in Büchern und Filmen, die in den letzten Jahren erschienen sind.[18] Dahinter verbirgt sich der Jugendlichen eigene Scharfsinn und Witz, der ihnen zumindest teilweise hilft, gegen den unendlichen Schmerz und die Wut über die Ungerechtigkeit des Lebens anzukämpfen.

Mit Kindern über Kranksein, Sterben und Tod sprechen

Wenn ein Kind[19] selbst schwer erkrankt ist oder ein ihm nahestehender Mensch, ganz besonders, wenn dies ein Geschwister, die Mutter oder der Vater ist, aber auch eine andere für das Kind bedeutsame Person aus der Familie oder dem Umkreis, kommt die Frage auf, wie das Kind alters-, entwicklungs- und situationsgerecht informiert werden soll. Was kann getan werden, damit die Seele des Kindes nicht zerbricht? Welche Kompetenzen hat das Kind und welche kann es erlernen, um mit einer Krankheit und vielleicht dem Tod fertig zu werden? Wie können Erwachsene ihm dabei helfen? Aus der psychologischen Forschung weiß man, dass jeder Mensch Fähigkeiten besitzt, den eigenen Selbstwert zu bewahren. Dies hat eine große Bedeutung in der Bewältigung von Krankheit und für das »Überleben« von einschneidenden Erlebnissen. Dazu gehören das Sterben und der Tod, also der Verlust eines dem Kind nahestehenden Menschen.

Natürlich macht es einen großen Unterschied, ob das Kind von einer Krankheit, insbesondere einer unheilbaren Krankheit, selbst betroffen ist, oder ob es sich mit Krankheit, Sterben und Tod eines nahen Menschen auseinandersetzen muss. Unabhängig davon brauchen Kinder von Anfang an die Möglichkeit, sich damit auseinanderzusetzen und nicht erst, wenn der Tod absehbar wird. Kinder auf den Tod eines nahestehenden Menschen vorzubereiten braucht Zeit und darf nicht erst wenige Tage vor dem Tod beginnen, sofern es nicht ein für alle völlig unerwartetes Geschehen ist.

Kranke Kinder einbeziehen

Chronisch kranke Kinder haben meistens die innere Kraft – trotz massiver Einschränkungen durch die Erkrankung –, sich mit ihrer Krankheit auseinanderzusetzen und einen positiven Selbstwert aufrechtzuerhalten. Damit dieser Selbstwert bewahrt werden kann, ist es wichtig, Kindern genauso wie Erwachsenen Informationen über ihre Krankheit zu geben und sie auch in Entscheidungsprozesse einzubeziehen.

Viele chronische und unheilbare Krankheiten bei Kindern sind angeboren oder entstehen so früh, dass sich die Frage stellt, wann man beginnen sollte, mit dem Kind darüber zu sprechen. Beispielsweise bei Kindern mit angeborenen Herzfehlern, die nicht vollständig korrigiert werden können und so für das Kind lebenslang von Bedeutung sind und bei einem Teil der Kinder noch in der Kindheit oder im Jugend- oder frühen Erwachsenenalter zum Tod führen können. Da das Kind mit der Krankheit aufwächst, gehört diese zu seinem Leben. Das Kind wird sich vor allem im Vergleich mit anderen über die eigenen Einschränkungen und körperlichen Auffälligkeiten seiner Krankheit wie eine Zyanose[20] und deren Bedeutung bewusst. Die häufigen Arztbesuche, Therapien und Medikamente können zusätzlich helfen, über Fragen stufenweise zu einem Verständnis zu kommen. »Warum muss ich immer wieder ins Spital?« – »Warum muss ich diese Medikamente nehmen?« – »Was passiert, wenn die Medikamente nicht mehr wirken?« Fachpersonen können Eltern darauf vorbereiten, dass diese Fragen kommen werden. Kinder sind hervorragende Beobachter und Zuhörer, sie bekommen immer mehr mit, als wir Erwachsene denken. Auf diese Weise legen sie selbst die Themen und auch das Tempo der Information fest. Wenn Kinder diese Fragen nicht von sich aus stellen, können Arztbesuche zum Anlass genommen werden, dem Kind zu erklären, warum es zum Arzt gehen muss, warum Untersuchungen gemacht werden müssen und welche gesundheitlichen und körperlichen Probleme es hat. Das Kind darf dabei nicht mit Informationen überladen werden, und es ist auf Zeichen zu achten, die darauf hinweisen, wann es genug gehört hat, ob etwas Angst ausgelöst hat oder unverständlich war. Bei wichtigen Informationen, die dem Kind dringend zu vermitteln sind, wie eine große Herzkatheter-Untersuchung oder eine größere Operation, müssen Gespräche frühzeitig stattfinden, damit sich das Kind darauf vorbereiten kann. Damit können Ängste vermindert, manchmal ganz verhindert und Vertrauen aufgebaut werden. Dabei eignen sich einfache Erklärungen, vielleicht Zeichnungen oder auch die Vereinbarung, eine bestimmte Frage beim nächsten Besuch im Spital zu stellen oder ein Untersuchungsgerät anzuschauen, ohne dass es zum Einsatz kommt. Es ist beeindruckend, wie Kinder darüber Ängste abbauen können und stolz sind, wenn sie zum ersten Mal ohne Narkose eine MRI (Magnet Resonanz Imaging)-Untersuchung durchführen lassen können. Sie so einzubinden und ihnen damit in einem definierten Bereich Selbstbestimmung zuzugestehen fördert ihre Reifung und Kooperation. Bereits ab zwei bis drei Jahren können Kinder zur Krankheit gehörende Tätigkeiten lernen, und das Verständnis über ihre Krankheit kann angstfrei gefördert werden. Mein Alltag als Kinderonkologin bestätigt das regelmäßig. Mit dem folgenden Beispiel überspringe ich einige Stufen der Entwicklung eines an einer chronischen und unheilbaren Krankheit leidenden Kindes.

Vor Kurzem führte ich mit der Mutter eines 6-jährigen Jungen, bei dem wir gerade den zweiten Rückfall seiner Tumorerkrankung festgestellt hatten, ein Gespräch bei geschlossener Tür. Ich sprach mit ihr über die Aussichtslosigkeit der Tumorkrankheit ihres Sohnes und das weitere Vorgehen. Es war das zweite Gespräch, wenige Tage nachdem ich diese Nachricht übermitteln musste. Wir baten den Jungen, im Wartezimmer zu bleiben, er dürfe weiterspielen, was er in der Vergangenheit oft viel lieber getan hätte, als ein langweiliges Erwachsenengespräch zu verfolgen oder untersucht zu werden. Diesmal – die Mutter hatte mir gerade erklärt, dass er nichts von seinem Rückfall wisse – kam er ins Zimmer und bestand darauf zu bleiben. Er wisse so oder so, worüber wir sprächen, und er wolle das nun wissen. Ich schaute seine Mutter fragend an, und da sie nicht intervenierte, führte ich das Gespräch unter Einbezug des Jungen fort. Nachdem die Therapie, unter der es zum erneuten Rückfall gekommen ist, bereits gestoppt worden war, fragte ich nach den Plänen und Wünschen der Familie. Der Junge sagte: »Ich möchte gesund werden und verreise jetzt, um gesundes Wasser zu trinken und gesunde Luft zu atmen. Wenn ich zurück bin, möchte ich das MRI wieder machen und sehen, ob der Tumor kleiner geworden ist.« Die Mutter bestätigte diesen Plan, und wir vereinbarten einen Termin nach Rückkehr der Familie.

Bei einem großen Teil der betroffenen Kinder ist jedoch eine Auseinandersetzung auf kognitiver Ebene nicht möglich. Neben Säuglingen gilt das beispielsweise für Kinder, die durch ihre Krankheit geistig stark beeinträchtig sind. Dazu gehören manche Kinder mit neurologischen oder Stoffwechselerkrankungen. Bei diesen Kindern gibt es verschiedene Möglichkeiten, Krankheit, Sterben und Tod zu thematisieren. Teilaspekte werden, wenn nicht verstanden, so doch meist in irgendeiner Form »wahrgenommen«. Eltern haben meistens den inneren Wunsch, mit ihrem Kind im Dialog zu sein und ihm fortlaufend zu berichten, was geschieht. Neben diesen »Gesprächen« sind es regelmäßig wiederkehrende Abläufe, Handlungen und

Rituale, die für das Kind auch in unruhigen und instabilen Krankheitssituationen Sicherheit vermitteln können. Eltern werden, obwohl das Kind kognitiv nicht auf einen schwerwiegenden Eingriff wie eine große Operation, eine lange Hospitalisation oder auf sein Sterben vorbereitet werden kann, versuchen, ihm zu sagen, was passiert. In ganz einfachen Worten mit der Versicherung, dass das Kind nicht allein sein wird, dass es geliebt wird, dass viele an das Kind und die ganze Familie denken und ihm alles Gute wünschen. Manche Kinder reagieren auf solche »Gespräche«, die häufig von einer großen Innigkeit geprägt sind. Der Körperkontakt zum Kind ist sehr wichtig, um Ruhe und Sicherheit zu vermitteln.

Ganz allgemein sollten schwerwiegende Gespräche nicht in Gegenwart des Kindes geführt werden, wenn es zum Beispiel schläft, auf einer Intensivstation medikamentös sediert, komatös oder geistig schwer beeinträchtigt ist. Schlafende oder sedierte Kinder können Gesprächsbrocken aufschnappen, die sie in der Folge auch unterbewusst beschäftigen und negative Auswirkungen im Sinne einer Verunsicherung oder Verängstigung haben können. Geistig schwer beeinträchtigte Kinder können zwar Gesprächsinhalten kognitiv nicht folgen, aber sie haben ein großes Gespür für Stimmungen und können auf diese stark reagieren.

Bei der Frage, wie mit Kindern über Krankheit, Sterben und Tod gesprochen werden kann, denken wir wahrscheinlich vor allem an Kinder und Jugendliche mit einer Krebserkrankung. Glücklicherweise müssen nur wenige von ihnen auf den Tod vorbereitet werden. Trotzdem wirft jede neu diagnostizierte Krebserkrankung die Frage nach dem Tod auf, auch bei Kindern. Diese Assoziation ist tief in uns Menschen verankert. Beim Diagnosegespräch schlage ich nicht zuletzt deshalb in der Regel eine Aufteilung des Gespräches in einen Erwachsenen- und einen Kinderteil vor, dies meist auch bei Jugendlichen. Auch wenn Ehrlichkeit und Offenheit das Gespräch mit dem selbst betroffenen Kind und Jugendlichen leiten, dürfen sie nicht überfordert und nicht unnötig beunruhigt und verängstigt werden. Eltern können in der meist unerwarteten Situation einer Krebsdiagnose so überwältigt sein, dass sie ihren Gepflogenheiten folgend das Kind selbstverständlich beim Gespräch dabeihaben möchten. Daraus können für alle sehr unglückliche Situationen entstehen, die es zu vermeiden gilt. Ein getrenntes Gespräch erlaubt Eltern, ihre Emotionen zu zeigen und Fragen zu stellen, die sie vor dem Kind nicht stellen würden. Dieses Vorgehen ermöglicht dem Arzt oder der Ärztin, mehr über das Kind und den Jugendlichen zu erfahren und sich mit den Eltern zu beraten, wie das Kind informiert werden soll. Das heißt jedoch nicht, dass ich mich weigern würde, ein erstes Gespräch mit allen gemeinsam zu führen. Den Vorschlag vorgängig zu machen sensibilisiert Eltern und Kind jedoch und bereitet auf die Tragweite des Gespräches vor.

Es gibt hingegen auch Familien, vor allem aus anderen Kulturkreisen, die jede Information ihres Kindes verhindern möchten. Hier empfiehlt es sich, mit großem Respekt der Familie gegenüber zu reagieren, nach Gründen, möglichen Ängsten oder gemachten Erfahrungen zu fragen und damit ins Gespräch zu kommen. Mit dem Gespräch kann ich meine Anerkennung der Familie und ihrer Kultur gegenüber zum Ausdruck bringen, es kann zugleich aber auch Raum schaffen, eigene Erfahrungen einfließen zu lassen: Was wollen Kinder häufig wissen? Warum möchte ich als Ärztin Kinder informieren? Manchmal hilft dies, eine Haltung aufzuweichen und vor allem, im Gespräch zu bleiben. Die Eltern stellen dann möglicherweise Fragen, merken, was ihr Kind und die Geschwister brauchen und öffnen sich Vorschlägen gegenüber. Im Kinderspital Zürich sagen wir Eltern, dass wir ihre Wünsche respektieren und nicht von uns aus, in ihrer Abwesenheit, das Gespräch mit dem Kind suchen. Wir weisen sie gleichzeitig aber auch darauf hin, dass wir Kinder nicht »belügen«, wenn sie uns Fragen stellen, und versichern den Eltern, dass wir sie selbstverständlich informieren würden, wenn dies vorkommen sollte. So versuchen wir, das Vertrauen der Familien zu gewinnen, und wir verhindern damit, dass Eltern aus Angst vor solchen Geschehnissen nicht mehr von der Seite ihres Kindes weichen.

Wie nun kann ein Gespräch über eine schwerwiegende Diagnose mit dem Kind oder Jugendlichen selbst erfolgen? Manche Eltern wollen das erste Gespräch selbst führen, andere wünschen sich, dass die Information vom Arzt oder einer anderen Person aus dem Behandlungsteam vermittelt wird. Gespräche, die innerhalb des Familiengefüges geführt werden, sollten auch dann, wenn es um schlechte Nachrichten geht, nicht in einer anderen als der für die Familie eigenen Kommunikationsform geführt werden. Bei einer schwerwiegenden Diagnose wie Krebs ist jedoch darauf zu achten, dass das Kind oder der Jugendliche den Raum bekommt, der nötig ist, um die Nachricht aufzunehmen. Das heißt, dass eine große Familienkonferenz, die vielleicht gewählt wird, um Ferien oder Hausregeln zu diskutieren, für das individuell betroffene Familienmitglied bei der Eröffnung einer Krebsdiagnose nicht passend ist. Das Kind wie der Jugendliche brauchen wahrscheinlich eher ein Gespräch mit den Eltern oder einem Elternteil allein, bevor in der Familie diskutiert wird, wie in Zukunft mit der Situation des schwer kranken Familienmitglieds und den damit notwendigen Änderungen des Alltags umgegangen wird. Jedem betroffenen Kind und seinen Geschwistern sollte zugestanden werden, das Maß und Tempo von Informationen selbst mitbestimmen und das Gespräch zu jedem Zeitpunkt stoppen zu dürfen. Offenheit und Ehrlichkeit sind nicht zu jedem Zeitpunkt und in jeder Situation der einzig richtige Weg. Diese Regel sollte für jedes Familienmitglied klar sein und respektiert werden.

Zu Jugendlichen mit Krebserkrankungen gibt es inzwischen etliche Studien, die das Bedürfnis in Bezug auf den Einbezug in Gespräche und in Entscheidungen untersucht haben. Ohne die Einzelperson zu übergehen, die immer eine Ausnahme bilden kann, ist bekannt, dass Jugendliche über ihre Krankheit sprechen, in ihren Wünschen ernst genommen und auch in Entscheidungen einbezogen werden möchten; diese Wünsche sind ganz besonders am Lebensende wichtig. Allerdings werden Jugendliche nicht unbedingt ihre Eltern als Gesprächspartner wählen, was mit der Komplexität ihres Ablösungsprozesses und der während der Krankheit erneut entstandenen Abhängigkeit von der Unterstützung durch sie gut zu erklären ist. Statt der Eltern können es Geschwister in ähnlichem Alter, Freunde oder Erwachsene aus der Familie oder Schule sein. Zwei Bücher und ein Schweizer Film sind für diese Thematik sehr empfehlenswert.[21]

Bei älteren Kindern und Jugendlichen mit Krebserkrankungen habe ich beobachtet, dass sich die Neugier der Krankheit gegenüber und das Bedürfnis, auch über schlechte Resultate von Untersuchungen informiert zu werden, im Laufe der Krankheit verändern können. Es geschieht häufig, dass sie sich verschließen und immer weniger wissen möchten, wenn es ihnen offensichtlich schlechter geht. Der umgekehrte Wunsch, immer informiert zu werden, scheint mir seltener zu sein. Bei älteren Geschwisterkindern empfinde ich dies als relativ ausgeglichen und in einem Kontinuum, wie sich Geschwister basierend auf ihrem Charakter im Laufe der Krankheit und der Begleitung des kranken Kindes entwickeln. Warum kranke Kinder, die ihrem Lebensende näher kommen, mehr dazu neigen, sich zu verschließen, erkläre ich mir mit den »enger werdenden Lebenskreisen« und dem Wissen um den bevorstehenden Tod. Dieses Wissen, das nicht entsprechend kommuniziert wird, entzieht sich vielleicht den in Worten zu fassenden Gedanken. Vielleicht hat es aber auch mit der stillen Sorge um die Eltern zu tun, die möglicherweise noch um das Leben kämpfen und die deshalb »geschont« werden müssen.

»Hoffnung am Lebensende« – ist das nicht ein Widerspruch? Nein, sofern es keine unrealistischen Hoffnungen sind, haben sie einen Platz am Lebensende. Das Hoffnungsvolle wird vielleicht erst im Nachhinein erkannt als eine innere Kraft, die zu einer Bereicherung und einem Gefühl des Erfülltseins führen kann. Dinge, die ein Kind kurz vor seinem Tod tut oder sagt, können für die Zurückbleibenden tröstlich sein, auch weil sie Hoffnung für das Weiterleben vermitteln. Mit Kindern über ihr eigenes Sterben zu sprechen bedeutet nicht, Hoffnungen zu zerstören, es kann ihnen auch Raum geben, sie von einer Last befreien, die sogar den Blick in eine »Zukunft« öffnet. Manche Kinder wie auch Erwachsene sprechen kurz vor ihrem Tod über die Zukunft und was sie alles planen: Welchen Beruf sie erlernen möchten, wie die Hochzeit gestaltet werden soll oder das eigene Haus – all dies könnte vermuten lassen, dass der nahende Tod verdrängt wird, es kann aber auch sein, dass diese Gedanken neben dem Unausweichlichen Platz haben, und dieser Platz soll unbedingt zugestanden werden. Ich persönlich habe Ähnliches auch bei erwachsenen, mir nahestehenden Menschen erlebt und sehe es im Rückblick als den Wunsch, Zurückbleibende zu trösten und selbst unbefangen Wünsche und Ideen zu formulieren, unabhängig davon, ob sie einen Realitätsbezug haben. Im nächsten Moment kann sich das Gespräch auch der eigenen Beerdigung, den einzuladenden Gästen oder dann zu singenden Liedern widmen. Ein Wechselbad der Gefühle, das es auszuhalten gilt.

Wünsche am Lebensende verstehen

Eltern ist es in der letzten Lebensphase ihres Kindes besonders wichtig, dessen Wünsche zu verstehen und zu erfüllen und das Kind seinen Bedürfnissen entsprechend auf den Tod vorzubereiten. Der Stellenwert ihrer Bemühungen und wie gut es ihnen gelungen ist, auf die Wünsche und Bedürfnisse ihrer Kinder einzugehen, wird Eltern häufig erst nach dem Tod des Kindes deutlich und kann für die Verarbeitung wichtig sein. Offensichtlich liegt genau darin eine große Schwierigkeit, wie eine kürzlich publizierte Studie aus den Niederlanden[22] zeigt. In dieser Studie wurde untersucht, wie sich Eltern Zugang zur Sichtweise ihres krebskranken Kindes verschafft haben, welche Unterschiede es bezüglich der Wahrnehmung von Wünschen des Kindes zwischen Eltern gab und welche Einflussfaktoren dabei eine Rolle spielten. Es wurden Eltern von Kindern aller Altersstufen befragt. Zu der Frage, wie sie die Sichtweise des Kindes erfassten, gaben Eltern »passive« und »aktive« Strategien an. Zu den »passiven« gehörten spontane verbale Äußerungen des Kindes über seine Gefühle und Bedürfnisse, nonverbale Signale und Verhaltensweisen, Bemerkungen aus der Vergangenheit und Informationen, die Eltern von anderen Personen über das Kind erhielten. Zu den »aktiven« gehörte das bewusst initiierte Gespräch oder das Aufgreifen gemachter Äußerungen des Kindes. In der Studie wurde deutlich, dass viele Ängste seitens der Eltern bestanden, das Kind direkt auf seine Wünsche und Sichtweise anzusprechen. Folgende ausgewählte Gründe wurden für die daraus resultierenden Vermeidungsstrategien der Eltern genannt: die Sorge, das Kind zusätzlich zu belasten, das Thema des bevorstehenden Todes selbst zu heikel oder den Zeitpunkt zu früh zu finden und die eigene Unsicherheit, mit einer Antwort und auch mit dem Leiden des Kindes umzugehen. Es wurde deutlich, dass die große Belastung der Eltern selbst und deren Angst vor dem bevorstehenden Tod des Kindes auf der einen Seite zu sehr unterschiedlichen Wahrnehmungen zwischen Müttern und Vätern führten und auf der anderen Seite die Offenheit gegenüber geäußerter Sichtweisen und Fragen des Kindes stark beeinflussten. Obwohl dies in der Publikation nicht thematisiert wird, ist vorstellbar, dass Eltern nach dem Tod des Kindes genau darunter leiden. Da immer mehr Kinder am Lebensende zu Hause betreut werden, sollten diese Aspekte neben der medizinischen Betreuung größere Beachtung finden. Möglicherweise auch in der Form, dass Eltern sich aktiv um Begleitpersonen für diese Fragen am Lebensende des Kindes bemühen und ihr Bewusstsein für die Problematik noch vor der zunehmend größer werdenden Belastung am Lebensende des Kindes schärfen. Das bedeutet, sich immer wieder zu fragen, wie die eigene Perspektive aussieht und wie die des Kindes. Was sind eigene Ängste, Bedürfnisse und Ziele und welche sind die des Kindes?

Gesunden Kindern Zeit widmen

»Ein Kind leidet mehr unter dem Gefühl, allein gelassen zu werden oder ausgeschlossen zu sein als unter einer einfühlsamen, aber ehrlichen Information, dass ein geliebter Mensch stirbt.« So könnte ein Leitgedanke lauten im Umgang mit Kindern, die ihnen nahestehende Menschen verlieren. Je nach Alter und Entwicklung des Kindes ist bereits das Dabeisein, das aktiv Involviertsein in die Begleitung des schwer kranken, bald sterbenden Menschen, sei es ein Geschwister, die Mutter, der Vater oder ein Großelternteil, hilfreich für die Auseinandersetzung mit dem bevorstehenden Verlust. Insbesondere kleine Kinder lernen über die Beobachtung und das Mit-Erleben. Zu verstehen, warum ein Mensch stirbt und dass alles für ihn getan wurde, um ihm zu helfen, ist für diesen Prozess sehr wichtig. Dies geschieht vor allem über das möglichst selbstverständliche Dabeisein, ohne das Kind zu irgendetwas zu verpflichten, ohne ihm die Möglichkeit für seinen altersgemäßen Alltag und Normalität zu nehmen. Das Kind soll nicht das Gefühl haben, weggeschickt zu werden oder zu stören. Idealerweise verläuft der Prozess so, dass das Kind über das Miterleben der Krankheit, die Verschlechterung der Krankheitssituation und das Schwächerwerden des Kranken sein Sterben und den bevorstehenden Tod antizipieren kann. Über seine Beobachtungen und Fragen und die regelmäßigen Informationen gelangt es zusammen mit der Familie zu dem für sein Alter angemessenen Verständnis, dass mit dem Tod gerechnet werden muss.

Auch im Umgang mit Verlust durch Krankheit und Tod hängt vieles vom Alter des Kindes ab. Für Säuglinge und Kleinkinder beispielsweise ist die Mutter die wichtigste Bezugsperson. Wenn die Mutter erkrankt, muss diese Tatsache berücksichtigt werden. Eine Trennung von ihr, und sei es nur kurzzeitig, muss erst gelernt und verstanden werden. Kommt es zu einer Trennung durch Krankheit oder Tod, kann dies zu einer schweren Traumatisierung des Säuglings und Kleinkindes führen. Der Tod eines anderen Familienmitgliedes wird vermutlich nicht gleichermaßen traumatisch erlebt.

Ein Säugling nimmt Veränderungen wahr und reagiert auf starke Gefühlsäußerungen von Mutter oder Vater. Deshalb ist es wichtig, Abläufe rund um das Kind so wenig wie möglich zu ändern und ungewohnte Geräusche und Ereignisse, wie zum Beispiel viele und unbekannte Menschen oder lautes Weinen, vom Säugling fernzuhalten. Ist mit dem Tod einer für den Säugling wichtigen Bezugsperson – wie die Mutter – zu rechnen, sollte das Kind frühzeitig an eine Ersatzperson gewöhnt werden. Ab etwa 18 Monaten versteht das Kind einfache Sätze wie »Deine Mama ist nicht mehr da«. Es ist wichtig, diese Mitteilungen möglichst einfach zu gestalten und immer wieder zu wiederholen, um größtmögliche Sicherheit und Konstanz zu vermitteln. Etwas ältere Kinder, ab etwa drei Jahre, beginnen ihre Gefühle auszudrücken. Auf den Verlust einer nahen Bezugsperson können Kinder dieses Alters mit heftigen Wutausbrüchen und Desinteresse am Spielen reagieren und so ihre Verzweiflung und Frustration zum Ausdruck bringen. Sie verstehen nicht, was geschehen ist, und suchen nach dem Verstorbenen, häufig über lange Zeit. Auch für Kinder in diesem Alter ist es wichtig, gewohnte Abläufe so wenig wie möglich zu ändern und ihnen viel Zeit zu widmen.

Häufig entwickeln kleine Kinder Schuldgefühle, die zum Beispiel zur Überzeugung führen können, dass der Tod Folge eines Streites ist. Für Eltern oder andere Betreuungspersonen ist es besonders wichtig, sich in dieses innere Drama verstehend einfühlen zu können. Wenn Kinder sich verantwortlich fühlen für die Krankheit oder den Tod von Bezugspersonen, muss ihnen versichert werden, dass sie keine Schuld trifft. Um sich selbst, als erklärende Mutter oder erklärender Vater, ein Bild davon machen zu können, was das Kind verstanden hat, sollte man es fragen, was es von dem Gesagten hält und was es genau verstanden hat.

In unerwarteten Situationen, einer überraschenden Verschlechterung der Krankheit oder einem unerwarteten Tod durch Krankheit, Unfall oder Suizid, ist die Information des Kindes häufig sehr viel schwieriger. Manchmal sind die nahen Bezugspersonen, die Eltern, nicht in der Lage, das Kind oder die Kinder zu informieren. Dann sollte dies eine andere nahestehende Person übernehmen, die sich genügend Zeit nimmt und idealerweise auch in der Folge in Beziehung zum Kind oder den Kindern bleibt. Nach einem solchen Gespräch sollten Kinder nicht alleine sein, sondern die Möglichkeit haben, Fragen zu stellen und ihre Gedanken zu äußern. Es ist wichtig, mit solchen Gesprächen und Informationen nicht lange zu warten. Wie die Informationen übermittelt werden ist ebenfalls entscheidend. Worte und Stimmungen in Extremsituationen prägen sich ein und können zur Verarbeitung im Positiven wie im Negativen wesentlich beitragen. Auch in diesen Situationen gilt: einfach, klar und verständlich informieren und dabei eindeutige Worte wie »Tod« verwenden, anstatt die Situation mit beschönigenden Worten zu umschreiben. Das Kind soll spüren, dass Raum und Offenheit für seine Fragen da sind. Fragen, die nicht beantwortet werden können, sollen offen bleiben, auch das kann dem Kind Vertrauen geben und es sogar einladen, mit zu überlegen, welche Antwort infrage käme. Fragen dürfen auch mit Gegenfragen beantwortet werden – »Was denkst du darüber?« Damit fühlt sich das Kind ernst genommen, was sehr viel wichtiger sein kann als eine Antwort, die möglicherweise rasch durchschaut wird. Gleichzeitig braucht das Kind Raum für seine Gefühle. Ein zu schneller Trost kann als ein »Nicht-ernst-Nehmen« missverstanden werden. Genauso haben auch eigene Gefühle, also Gefühle des Erwachsenen gegenüber dem Kind, Platz.

Wenn etwas ganz Unerwartetes passiert ist, sind die folgenden Fragen wenn möglich zu beantworten: Was genau ist passiert? Wie ist es passiert? Warum ist es passiert – gibt es Informationen dazu? Was passiert weiter? Worauf soll sich das Kind einstellen?

Bestimmte Dinge beschäftigen Kinder immer, wenn eine Bezugsperson stirbt. Aber nicht immer wagen sie, diese Dinge auszusprechen. Kleine Kinder werden sich immer fragen, ob sie schuld am Tod des nahestehenden Menschen sind, weil sie vielleicht schlecht über ihn gedacht oder ihn »zum Teufel« gewünscht haben. Wenn ein Geschwister stirbt, fragen sie sich, ob sie auch sterben müssen, und wenn die Mutter oder der Vater stirbt, fragen sie sich, wer sich um sie in Zukunft kümmern wird.

Was Kindern helfen kann

Solange Kinder noch mit einer magisch-fantasievollen Welt verbunden sind, können sie auf dieser Ebene »abgeholt« werden. Sehr schön wird dies in dem Buch »Ein Stein, der mir Flügel macht« von Regula Meier gezeigt. Dieses Buch wurde von der Mutter – Regula Meier – geschrieben, um für ihre 6-jährige, an einem bösartigen Tumor (Neuroblastom) erkrankte Tochter Marina neben der Welt der Medizin eine kraftspendende Fantasiewelt aufzubauen. Diese Fantasiewelt um die Kräuterhexe Chrisanthemia hilft zuerst Marina und später auch ihren Geschwistern, mit der großen Belastung einer intensiven Tumortherapie, dem Krankheitsrückfall und dem Tod umzugehen. Chrisanthemia stellt wertvolle Tröpfchen her, verfügt über besondere Fähigkeiten und geheimnisvolle Kräfte. Sie lebt im Wald, spricht mit Tieren und hat eine besondere Beziehung zu kranken Kindern, deren Ängste und Nöte sie sehen kann. Sie hat auch eine Beziehung zu verstorbenen Menschen und Tieren. Chrisanthemia schreibt wundervolle Briefe, legt kleine Samtsäckchen vor die Haustüre und in den Wald, wo Marina sie findet und fest an die Existenz Chrisanthemias glaubt. Auch Marina schreibt Briefe und stellt Fragen, auf die sie rasch Antworten erhält. Für Marina war die Kräuterhexe eine große Stütze bis ganz zuletzt.

Solch eine imaginäre Kraft kann auch Kindern nach dem Tod eines geliebten Menschen helfen. Wenn ein Kind nach dem Tod des Geschwisters allein zurückbleibt und die Eltern tief in ihrer akuten Trauer stecken, kann ein eigenes Kuscheltier oder eines des verstorbenen Kindes diese Funktion übernehmen. Das Kuscheltier kann »eingeweiht« werden in den großen Schmerz und die Traurigkeit. Vielleicht wird es zum steten Begleiter des zurückbleibenden Geschwisters, das sich einsam fühlt. Rituale mit diesem Begleiter, die das Gespräch mit dem verstorbenen Geschwister beinhalten, können zusätzlich helfen. Das Kind wird je nach Alter dafür eine gewisse Anleitung brauchen, die von einer Person außerhalb des engen Familienkreises übernommen werden kann, um die Eltern zu entlasten. Das Kind kann so selbst aus seiner Traurigkeit finden, oder die gewählte Person sucht mit dem Kind aktiv nach einer anderen Beschäftigung, in der es wieder Freude und zurück in den Alltag finden kann.

Ältere Kinder haben eher die Tendenz, Ablenkung zu suchen und sich beispielsweise in Filme mit starken Figuren zu »flüchten«. Wenn der Tod des Geschwisters oder Spielkameraden erwartet werden konnte, kam es vielleicht zu einem Austausch von kleinen Dingen zwischen den Kindern, die als Erinnerungsstücke bewahrt werden können. Das wird sehr schön in einem Buch über eine kurze Freundschaft zweier Schulmädchen, Antje und Kiki, geschildert.[23] Kiki stirbt, nachdem sie von einem Mofa angefahren wurde. Als Antje einmal krank war, hatte Kiki ihr ein Krankenpäckchen geschickt, in dem sich unter anderem eine Strohkugel mit einem Brieflein befand. Darin schrieb Kiki, in der Strohkugel sei eine Überraschung für sie versteckt. Antje fand die Strohkugel zu schön, um sie zu zerstören – sie hatte sie auch nach Kikis Tod noch und fand darin lange Trost.

Ein Kind auf ein besonderes Ereignis vorbereiten

Kinder einzubeziehen bedeutet auch, sie den gestorbenen Bruder, die Schwester sehen zu lassen und sie mit zu einer Beerdigung zu nehmen. Wenn immer möglich, soll das Kind altersentsprechend darauf vorbereitet werden, und je nach emotionaler Verfassung der Eltern kann es sinnvoll sein, eine dem Kind nahestehende Person zu beauftragen, sich währenddessen um das Kind zu kümmern. Vor einer Beerdigung wird dem Kind erklärt, was dort zu erwarten ist, wie sich Menschen bei einer Beerdigung verhalten. »Weißt du, die, die zur Beerdigung in die Kirche kommen, sind alle sehr traurig. Du darfst nicht erschrecken, wenn viele weinen. Wenn du weinen musst, darfst du das. Wenn es dir zu viel wird, kannst du mit Roland[24] jederzeit nach draußen gehen.« Dem Kind und natürlich auch einem Jugendlichen soll es unbedingt freigestellt werden, ob sie mit zur Beerdigung kommen möchten oder nicht. Genauso sollte auch der Besuch beim Gestorbenen sehr frei gestaltet werden. Kinder, auch sehr junge Kinder, die noch nicht den Kindergarten oder die Schule besuchen, reagieren in der Regel sehr natürlich und eher neugierig auf den Toten, auch wenn es das gestorbene Geschwister ist. Sie möchten den Leichnam anfassen, vielleicht küssen oder nur schauen. Je nach Situation verlassen sie rasch wieder den Raum und kommen dann wieder, um nochmals »ganz genau« zu schauen.

Ein kleiner Junge im Vorschulalter besuchte seine im Alter von wenigen Wochen an einem schweren Herzfehler gestorbene kleine Schwester Nina.[25] Er hatte sie immer wieder im Spital besucht und wusste von ihrer schweren Krankheit. Er hatte gesehen, wie sie beatmet wurde, wie sie ihre Nahrung über eine Magensonde erhielt und wie der Monitor ihre Herzaktivität genau aufzeichnete. Als sie gestorben war, brauchte er mehrere Anläufe, um sie anzusehen. Schließlich saß er auf dem Schoß des Vaters und betrachtete sie genau. Anfassen wollte er sie nicht. Sie sah sehr schön aus. Was ihm jedoch auffiel, war die vom Beatmungsschlauch zurückgebliebene leichte Verziehung des Nasenflügels. Er verabschiedete sich mit der Feststellung: »Nina hat eine Nasenverletzung.«

Vielleicht brauchen ganz besonders kleine Kinder eine Erklärung für das Unbegreifliche. Sich ein Detail zu suchen kann helfen, das Große in einem ersten Schritt zu verarbeiten.

Zusammenfassung

Kinder setzen sich abhängig von ihrem Alter, ihrer Entwicklung, ihren Erfahrungen und ihrem Umfeld mit Krankheit, Sterben und Tod auseinander. Unabhängig davon, ob sie selbst schwer krank und sterbend sind oder im engen Umfeld davon betroffen, beschäftigen sie sich mit diesen Themen und Fragen und entwickeln ihr eigenes Krankheits- und Todeskonzept. Es ist bekannt, dass eine ausgereiftere Vorstellung vom Tod prinzipiell mit weniger ausgeprägten Ängsten vor dem Tod verbunden ist. Trotzdem darf das Kind keinesfalls in der Begegnung mit schwerer Krankheit, Sterben und Tod überfordert werden, und es ist ein Unterschied zu machen, ob das Kind selbst von einer potenziell unheilbaren Krankheit betroffen ist oder dies bei einem nahestehenden Menschen erlebt.

Wenn das Kind selbst betroffen ist, wird es stufenweise sein Wissen und sein Verständnis über die Krankheit, Therapien und die Prognose im Verlauf der Krankheit entwickeln. Je nach Alter lernt es über Beobachtungen, Erlebnisse und Vergleiche mit gesunden Kindern. Wichtig ist ein gutes Gleichgewicht zwischen Informationen, Aufklärung und Einbezug in Entscheidungen und dem Schutz vor einer Überforderung und Verängstigung des Kindes. Jugendliche wünschen prinzipiell eine offene Kommunikation und wollen an Entscheidungsprozessen beteiligt sein. Diese Offenheit soll auch in ausweglosen Therapiesituationen gelten, wobei dann das Maß der Information noch stärker an die Situation, an die körperliche und psychische Befindlichkeit des Kindes anzupassen ist.

Ist ein der Familie und dem Kind nahestehender Mensch und insbesondere ein Geschwister von Krankheit und dem möglichen Tod betroffen, soll das Kind frühzeitig einbezogen und vorbereitet werden. Wenn etwas ganz Unerwartetes passiert ist, brauchen Kinder einfache und klare Informationen über das, was passiert ist, über den Kontext des Geschehens und über die nächsten Schritte. Für das Kind und den Jugendlichen ist es in der Regel am schlimmsten, sich ausgeschlossen und nicht ernst genommen zu fühlen.

»Was ist Ihnen wichtig für die nächste Zeit?«

Elena Ibello, Anne Rüffer

Wer kennt sich besser aus mit dem Sterben als ein Arzt, dessen Fachgebiet die Palliativmedizin ist. Dennoch muss auch Andreas Weber zunächst herausfinden, welchen Typ Mensch er vor sich hat: Ist es derjenige, den – nach eigenen Aussagen – die Ärzte schon lange aufgegeben haben oder eher diejenige, die – zum Erstaunen aller und vor allem sich selbst – verblüfft, weil sie entgegen allen Prognosen noch lebt und sich selbst auch für eine Überlebende hält? Wie man mit Menschen am Lebensende über das Sterben sprechen kann und wie er diesen Prozess für sich selbst gestalten will, darüber sprach Andreas Weber mit Elena Ibello und Anne Rüffer.

Weiß Ihre Familie, was Sie sich für Ihr Sterben wünschen?
Andreas Weber: (Denkt nach.) Meine Frau weiß es relativ gut, würde ich sagen. Bei meinen Kindern, sie sind 16 und 18 Jahre alt, da bin ich nicht so sicher, ob die es wissen. So konkret habe ich mit ihnen nicht darüber geredet. Es hat bisher auch keine Gelegenheit gegeben, um beispielsweise meine Patientenverfügung mit ihnen im Detail zu besprechen. Und ich habe das Gefühl, dass meine Frau über alles Bescheid weiß, ist im Moment ausreichend.

Interessieren sich Ihre Kinder dafür, dass Sie häufig mit sterbenden Menschen zu tun haben?

AW: Sie waren bereits involviert, als ich meinen Vater betreute, bis er starb. Die Kinder, sie waren noch klein, waren bei der Betreuung ihres Großvaters dabei bis zum Tod und saßen auch an seinem Bett, als er starb. Danach entschied ich mich für die Palliative Care.

Ich erinnere mich zudem an zwei Begebenheiten, als ich im Spital zur Visite kam und der Patient gerade im Sterben lag. Die kleinere Tochter war damals etwa 12 Jahre alt. Die beiden kamen jeweils gerne mit auf Visiten und waren dadurch regelmäßig konfrontiert mit dem Thema, und sie stellten stets Fragen dazu. Auch heute noch, bei Gesprächen am Esstisch. Manchmal, wenn ich gerade zurückkomme von einer Visite oder gleich nach dem Abendessen nochmals gehen muss oder erzähle, dass gerade jemand gestorben ist, dann sind das immer wieder Anlässe, darüber zu sprechen.

Wird es einfacher für Sie, wenn Sie privat so oft darüber sprechen, das Thema mit einem neuen Patienten anzusprechen? Kann man sagen, es gibt so eine Art positive Routine darin?

AW: Ob diese privaten Gespräche mit meinen Kindern mir dabei sehr viel helfen, kann ich nicht einfach bejahen. Wichtig ist, dass man es immer wieder mit den Patienten anspricht, offen anspricht. Darin gibt es mit der Zeit sicher eine gewisse Erfahrung. So spürt man auch immer besser, wie man das ansprechen kann, ohne jemanden zu brüskieren.

Man nimmt jeweils relativ schnell wahr, ob sich die Patienten über ihr Lebensende überhaupt schon Gedanken gemacht haben, inwieweit sie auch bereit sind, sich dazu Gedanken zu machen. Eine meiner ersten Fragen lautet stets: »Wie sehen Sie den weiteren Verlauf dieser Krankheit? Was denken

Sie persönlich, und was hat man Ihnen gesagt?« Ich frage bewusst auch, was die Ärzte gesagt haben. Darauf gibt es, grob gesagt, zwei Typen von Antworten. Die einen sagen: »Die Ärzte haben mich ja schon lange aufgegeben.« Oder: »Gemäß meinem Arzt bin ich ja schon seit einem halben Jahr tot. Aber ich glaube persönlich, dass das ganz anders kommt. Ich bin einer der wenigen, der diese Krankheit überwinden und überleben wird.« Und dann gibt es diejenigen, die das Umgekehrte antworten: »Diese Ärzte wollten mir noch einmal eine Behandlung aufschwatzen, oder sie sagen, ich solle dieses oder jenes noch einmal machen, aber wissen Sie, ich weiß eigentlich, dass das nichts mehr bringt und es ist sowieso nur noch eine Frage der Zeit.« Mit solchen Antworten spürt man sehr gut, wo die Patienten stehen. Die einen haben sich wohl schon damit auseinandergesetzt, dass ihr Leben in absehbarer Zeit zu Ende geht. Die anderen haben noch sehr viel Hoffnung, dass die Krankheit kontrolliert werden kann. Und diese Menschen sind oft weniger bereit, über das Lebensende zu reden.

Wie kommen die Patienten zu Ihnen?

AW: Die meisten sind aufgrund einer Komplikation, die im Rahmen ihrer Krankheit aufgetreten ist, im Spital Wetzikon. Die Spitalpatienten, bei denen wir eine fortgeschrittene Erkrankung erkennen und bemerken, dass man sich spätestens jetzt mit den Fragen zum Lebensende auseinandersetzen sollte, kontaktieren wir aktiv, wir suchen das Gespräch mit ihnen. Zunächst bemühen wir uns herauszufinden, wie weit sie bereit sind, über solche Fragen zu sprechen und bereits eine gewisse Unterstützung schätzen würden. Es gibt einige, die sagen: »Sie, ich ... Also, Sie sind Palliativmediziner ... Da geht es ja ums Sterben ...« Sie fühlen sich alleine dadurch schon irritiert und wollen unsere Unterstützung nicht. Natürlich erklären wir den

Betroffenen, dass es in der Palliative Care primär einmal darum geht, dass man trotz schwerer Krankheit gut leben kann. Und am Ende ist Sterben ein Teil davon, aber nicht der wichtigste. Dann verstehen sie es eher, aber es kann trotzdem sein, dass Menschen finden: »Nein, also mit euch will ich im Moment noch nichts zu tun haben.» Das ist jedoch ein kleiner Teil. Aber so kommen wir mit vielen Leuten schon einmal ins Gespräch, die von sich aus dieses Gespräch noch nicht suchen würden.

Dann gibt es natürlich auch diejenigen, die von uns hören und sagen: »Wir wollen mehr darüber wissen, was man machen könnte, wenn die Krankheit weiter voranschreitet.« Das sind Menschen, die sich damit befassen, dass es ihnen schlechter gehen und es irgendwann auch zu Ende gehen könnte. Und dann gibt es auch solche, die von Hausärzten oder von der Spitex zugewiesen werden, weil diese feststellen, dass der Patient schwerstkrank ist und ein Gespräch mit uns hilfreich sein kann.

Im Verlauf einer Begleitung erleben wir oft, dass die Menschen mit der Zeit selber realisieren, dass gewisse Ziele oder gewisse Hoffnungen, die sie hatten, nicht in Erfüllung gehen und dass sie doch beginnen, sich damit auseinanderzusetzen, wie es denn wäre, wenn es jetzt tatsächlich zu Ende ginge, dieses Leben. Und dann öffnen sie sich oft auch für solche Gespräche.

Kann es sein, dass solche Gespräche leichter fallen, weil Sie bereits eine gemeinsame Vorgeschichte haben?
AW: Wenn man bereits im Kontakt ist, ist man auch zum richtigen Zeitpunkt da, um diese Gespräche weiterführen und allenfalls auch andere Leute beiziehen zu können. Vielleicht Seelsorger oder Psychologen, wenn man bemerkt, dass in diesen Bereichen ein Bedarf besteht.

Gibt es den richtigen Zeitpunkt, wann man mit einem Patienten ein solches Gespräch suchen soll?

AW: Um über das Lebensende zu sprechen, gibt es keinen richtigen oder falschen Zeitpunkt. Ich spreche ja beispielsweise schon mit meinen Kindern darüber. Das Ende des Lebens und dessen Gestaltung ist eine existenzielle Frage, und die Gedanken darüber könnten einem das ganze Leben über in der Gestaltung des Lebens helfen.

So wie wir mit den Patienten darüber reden, mit diesen konkreten Fragen: »Was sollen wir machen, wenn diese oder jene Komplikation auftritt?«, ein solches Gespräch ist sinnvoll bei einer schweren, voranschreitenden Erkrankung, bei der in den nächsten Monaten mit Komplikationen zu rechnen ist. Komplikationen, die lebensbedrohlich sein können. Häufig wissen wir aufgrund der vorliegenden Krankheit, welche Komplikationen mit großer Wahrscheinlichkeit auftreten werden. Für Menschen mit einem Lungenkrebs wird Atemnot früher oder später zum Thema, was große Angst auslösen kann, und darum lohnt es sich, darüber konkret zu sprechen.

Wie beginnt man ein Gespräch über bevorstehende Notfallsituationen?

AW: Zuerst versuchen wir herauszufinden, welche Hoffnungen, aber auch Ängste diese Menschen mit sich tragen. Jemanden, der nicht übers Sterben sprechen will, den kann man nicht fragen: »Was wollen Sie noch erreichen? Was wollen Sie noch tun in diesem Leben?« Aber: »Was ist Ihnen wichtig für die nächste Zeit?«, das ist eine offene Frage und bietet die Möglichkeit, sich darüber Gedanken zu machen. Anschließend sage ich: »Ich würde gerne mit Ihnen noch über mögliche Notfallsituationen sprechen, die auftreten können. Denn Sie haben eine Krankheit, die man nicht mehr heilen kann. Das heißt, sie wird früher oder später wieder zu Komplikationen führen und damit auch zu unangenehmen Notfallsituationen.« Gerade diejenigen, die wir im Spital sehen, sind ja genau wegen so etwas gekommen. Die haben das gerade erst erlebt, diese Atemnot zum Beispiel, diese Angst, die das auslöst. Sie sind meist dankbar, dass man darüber spricht und über das, was man tun könnte, wenn eine solche Situation wieder auftritt.

Man muss den Menschen erklären, dass es fast immer verschiedene Möglichkeiten der Reaktion gibt: Man kann versuchen, die Ursache einer Komplikation noch einmal abzuklären und auch diese Ursache zu bekämpfen. Das heißt aber häufig, wieder ins Spital einzutreten, das heißt häufig auch wieder Abklärungen, die unangenehm sind, auf sich zu nehmen. Das heißt vielleicht auch Therapien zu ertragen, die belastend sind. Das ist eigentlich das Ziel dieser Gespräche: herauszufinden, wie weit diese Patienten gehen wollen, wenn eine Komplikation auftritt. Erst dann können wir die konkreten Maßnahmen festlegen; also beispielsweise, welche Medikamente setzen wir ein und wer kann sie spritzen, wenn es nötig wäre?

Überfordert man Betroffene mit solchen Fragen nicht? Wie weiß ich denn im Voraus, ob ich bei einer Komplikation will, dass noch einmal alles, was möglich ist, getan wird, oder ob ich lieber in Ruhe sterben können möchte?

AW: Ganz wichtig ist es zu klären: Wie lauten die Wünsche? Welche Ziele verfolgt dieser Mensch? Und eine ganz explizite Frage ist jeweils auch: »Was wäre Ihnen lieber: Noch möglichst lange leben zu können, dafür aber auch Abklärungen und Behandlungen auf sich zu nehmen? Oder sagen Sie: Mir ist es eigentlich nicht mehr so wichtig, wie lange ich noch lebe, ich will einfach nicht leiden müssen?« Das können die Leute meist ziemlich klar formulieren. Das Entscheidende ist, den Leuten diese Optionen aufzuzeigen. Und es lohnt sich, konkret über die zu erwartenden Notfallsituationen zu reden, denn nur dann kann ich als Arzt konkrete Verschreibungen vornehmen und zum Beispiel Medikamente vor Ort lassen.

Viele Menschen haben heutzutage eine Patientenverfügung. Doch im Ernstfall sieht es oft anders aus als auf dem Papier.

AW: Bei sehr vielen Patientenverfügungen macht man irgendwo ein Kreuzchen. Es sind zwar heute bei vielen solchen Verfügungen recht gute Texte vorhanden, aber ich habe noch keine Patientenverfügung gesehen, die zum Thema Intubieren im Detail erklärt, wie groß denn die Chancen sind, dass ich von einem solchen Schlauch wieder wegkommen könnte. Wie groß ist das Risiko, dass ich an dieser Atemmaschine hängen bleibe? Und dann auf der Intensivstation liege und man dort irgendwann entscheiden muss: Stoppen wir das, stoppen wir das nicht? Das sind komplexe Fragestellungen, und wenn man die einfach irgendwo ankreuzt, selbst mit einem erklärenden Text, dann ist man den Prozess oder die Entscheidung zwar intellektuell durchgegangen, aber emotional wahrscheinlich nicht.

Bei Schwerkranken ist dies einfacher, weil die solche Dinge schon einmal erlebt haben, weil die emotional schon einmal in diesem Wechselbad steckten. Das ist nicht einfach ein theoretischer Entscheid, wenn ich einmal nicht mehr urteilsfähig bin oder so etwas ... Selten ändern diese Menschen noch einmal ihre Meinung. Diejenigen, die mir sagen: »Ich will nicht mehr auf die Intensivstation, wenn so etwas passiert, und ich will sicher nicht noch eine Beatmung«, habe ich es höchst selten erlebt, dass jemand dann plötzlich verlangte: »Ich will es jetzt trotzdem.« Aber wenn sie noch klar genug sind, um ihre Meinung zu ändern, dann setzen wir uns natürlich über die früheren Entscheide und die Patientenverfügung hinweg. Es sind intensive Gespräche und man muss den Menschen gute Entscheidungsgrundlagen geben, das braucht viel Zeit. Häufig hören wir: »Das kann ich jetzt noch nicht so genau sagen.« Und zu einem späteren Zeitpunkt, wenn wir sie noch einmal ansprechen, haben sie bereits klarere Vorstellungen.

Und da spielt einzig die verstrichene Zeit eine Rolle?
AW: Ich betreue gerade eine 27-jährige Patientin, die einen Krebs mit Lungenmetastasen hat, ursprünglich vom Darm ausgehend. Kürzlich kam sie zurück aus dem Spital, mit künstlicher Ernährung, mit Stoma im Bauch, mit einem Spinalkatheter im Rücken, über den wir auch die Schmerzen behandeln können. Als sie zurückkam, stellte ich diese Frage, die ich jeweils am Anfang stelle: »Wie sehen Sie jetzt den weiteren Verlauf Ihrer Krankheit?« Ich spürte bereits: Sie ist unglaublich angespannt, innerlich. Sie hat auch Angst, man mache Fehler zu Hause. Sie ist nicht mehr auf der Intensivstation, sondern zu Hause, in einem alten Haus von 1650. Ihr war zwar bewusst, dass dieses Leben begrenzt ist, aber sie wollte, dass noch alles gemacht wird. Dass man auch noch einmal operieren würde, wenn jetzt eine Komplikation aufträte. Ich sagte ihr, es sei gut möglich, dass sie wieder einen Infekt bekäme. Ein Abszess, den wir kurz vorher noch drainiert hatten, dass der wieder kommen könnte. Sollen wir dann wieder ins Spital gehen? Sollen wir Antibiotika auch intravenös geben? Am Anfang war für sie bei allem klar: Ja, sicher! Sie fühlte sich scheinbar gestört durch diese Frage. Und sie wollte auch nicht ausführlich darüber sprechen, wir mussten das sehr kurz abhandeln. Für mich war zuerst einmal klar: Im Moment würden wir alles machen und sie zurücknehmen ins Spital, bis auf die Intensivstation.

Im Verlauf der Zeit, seit sie zu Hause angekommen ist, hat sich wohl auch ihre Haltung etwas geändert. Ihr Pferd, das vor dem Fenster steht und jeweils hereinschaut, und die Blumen, die blühen, draußen im Garten, der Kachelofen ... In diesem alten Haus ist sie aufgewachsen. Jetzt ist sie angekommen zu Hause, jetzt beginnt sie, sich damit auseinanderzusetzen und sich zu fragen: Macht das noch Sinn, wenn wir alles machen, was man noch tun kann? Eigentlich merkt sie jetzt schon: Es wäre vielleicht besser, sie würde ihre Gedanken auf die Frage fokussieren: Wie komme ich zu einem guten Ende? Ich habe sie auch gefragt, ob sie an ein Leben nach dem Tod glaubt. Sie sagt, eigentlich nicht. Und gleichzeitig spürt man, da sind ganz viele Gedanken.

Werden Sie auch damit konfrontiert, dass Patienten von Ihnen Medikamente wollen, um assistierten Suizid zu Hause zu begehen?
AW: Etwa jeder zehnte Patient spricht diese Möglichkeit an, und ich frage auch danach: »Ziehen Sie das in Erwägung, und wenn ja, warum? Was wäre ein Grund, um diesen Schritt zu tun?« Dann kann man darüber reden und zeigen, was es für Alternativen gibt. Für viele dieser genannten Gründe gibt es sehr gute Angebote von Palliative Care. Allerdings nicht bei allen, beispielsweise die Abhängigkeit von anderen. Da muss ich klar sagen: Wir können sehr viel Unterstützung bieten, aber wir können nicht vermeiden, dass jemand Hilfe braucht, dafür haben wir keine Alternativen.

Ich verschreibe die nötigen Medikamente, wenn die Patienten wirklich eine umfassende Beratung hinter sich haben. Das heißt, wenn wir ausführlich darüber gesprochen haben, warum sie das wollen. Um ihren Entscheid in die Tat umzusetzen, müssen die Menschen, die assistierten Suizid begehen wollen, selber den Kontakt zu einer solchen Organisation aufnehmen.

Von jenen vielleicht zehn, die das am Anfang ansprechen, verwirklicht den Suizid weniger als ein Zehntel. Das heißt, es sind wahrscheinlich wenige Promille, die tatsächlich zu diesem Entscheid gelangen. Viele ziehen das am Anfang in Erwägung, haben sich aber mit diesem Weg nie konkret auseinandergesetzt. Und bei vielen, die diesen Weg tatsächlich ernsthaft in Betracht ziehen, ist es irgendwann kein Thema mehr, wenn man zeigt, was für Möglichkeiten es in der Palliative Care gibt.

Kommt es vor, dass Patienten Wünsche innerhalb der Palliative Care äußern, die nicht zu erfüllen sind?
AW: Es ist ein wichtiger Teil des Erwartungsmanagements, die Fähigkeiten der Menschen zu stärken, die trotz der schweren Krankheit vorhanden sind. Dass man ihnen hilft, sich bewusst zu werden, was sie noch alles können. Ich sage häufig: »Das Leben besteht nicht nur aus Körper. Es besteht aus Körper, Geist und Seele.« Wenn der Körper nicht mehr funktioniert – und sehr häufig sind solche Krankheiten, von denen wir hier reden, primär einmal körperliche Erkrankungen –, dann kann man im geistigen und seelischen Leben dennoch sehr viel Freude haben. Persönlich ist das auch für mich immer wieder total faszinierend, wie die einen das können und andere nicht.

Denken Sie gerade an jemand Bestimmtes?
AW: Ein Beispiel ist ein Patient mit einer ALS, den ich über lange Zeit betreut habe. Dieser Mann war am Schluss komplett gelähmt, er wurde rund um die Uhr zu Hause beatmet. Wir haben den ganzen Prozess mit ihm von Anfang an besprochen. Er hatte zuerst ein Atemgerät und brauchte das dann immer häufiger. Und am Schluss, nach etwa drei Jahren, lag er nur noch im Bett. Er konnte nur noch über die Pupillen mithilfe eines Bildschirms kommunizieren. Bei den Hausbesuchen konnte ich mit ihm nicht mehr reden, schon lange nicht mehr. Ich sagte ihm deshalb, er solle mir einmal pro Woche eine E-Mail

schreiben. So konnte er mir schreiben, worüber er mit mir sprechen wollte, wenn ich zu ihm komme und was für Probleme bestehen. Diese E-Mails habe ich alle behalten. Obwohl er nicht einmal mehr die Hände bewegen konnte und für alles Hilfe brauchte – eindrücklich, wie seine Frau das alles schaffte –, schrieb er, er habe nach wie vor ein gutes Leben. Weil er unendlich viel Zeit habe, und sein ganzes Leben gehe ihm durch den Kopf – das kam immer wieder vor in diesen E-Mails. Natürlich hatte er auch Krisen, aber im Großen und Ganzen lebte er in einer geistig-seelischen Welt, die unabhängig war von seinem Körper. Und in dieser Welt konnte er sich noch entfalten. Gewissen Menschen gelingt dies, anderen nicht. Es ist auch ein Teil der Begleitung, in diesem Bereich Hilfen anzubieten, vielleicht mit Seelsorgern, vielleicht mit Psychologen. Wenn es dann aber nicht gewollt wird, muss man dies akzeptieren.

Was passiert, wenn Angehörige den Sterbenden mit ihren Ängsten und Hoffnungen zusetzen wie: »Du kannst kämpfen!«, »Du darfst uns nicht verlassen!«

AW: Ein wichtiger Teil unserer Arbeit besteht darin, so etwas zu spüren. Gerade in Bezug auf Entscheidungen, was Komplikationen anbelangt, denn dort kommt das jeweils stark zum Vorschein. Wenn ein Patient sagt, bei einem Infekt sollen nicht einmal mehr Antibiotika gegeben werden oder dass er auf keinen Fall ins Spital will, kommt es vor, dass die Angehörigen das nicht verstehen. Oder sie sind entsetzt und sagen: »Das kannst du doch nicht machen!« Das Gute von Vorbesprechungen: Die unterschiedlichen Erwartungen werden transparent. Ohne ein solches Gespräch kommen sie häufig erst dann zum Vorschein, wenn die Krise bereits eingetreten ist, was meist zu großen Problemen führt.

Das Gespräch im Voraus gibt den Betroffenen wie den Angehörigen die Gelegenheit, sich mit allem auseinanderzusetzen. Es verschafft vor allem auch Zeit; manchmal brauchen die Beteiligten einfach Zeit. In solchen Situationen versuche ich, nicht rational zu argumentieren wie: »Ihre Mutter will jetzt das so, verstehen Sie es doch bitte.« Das geht nicht. Kommen diese Themen mehrmals zur Sprache und sind der Wille, der Wunsch und die Bedürfnisse des Patienten selber konsistent, können Angehörige das mit der Zeit meist doch akzeptieren. Sie sagen vielleicht, sie verstehen es nicht, aber sie akzeptieren es.

Und wenn diese Zeit nicht gegeben ist?
AW: Solange die Patienten klar und urteilsfähig sind, stellen wir ihren Wunsch in den Mittelpunkt. Dann muss man die Angehörigen auch einfach einmal zur Seite nehmen und sagen: »Hören Sie, ich muss mich nach dem Wunsch von Ihrer Mutter richten, es tut mir leid.« Das ist sicher nicht die beste Lösung. Auch in diesen Fällen gibt es manchmal noch eine Veränderung, sodass die Angehörigen die Wünsche des Patienten verstehen. Schwierig ist es, wenn der Patient sich nicht mehr klar äußern kann und die Angehörigen entscheiden müssen. Das sind dann die wirklich schwierigen Situationen. Besonders wenn nicht klar ist, auch uns nicht klar ist, was der Patient eigentlich gewollt hätte. Darum ist es sinnvoll, diese Sachen im Voraus anzusprechen.

Dissonanzen innerhalb der Familie sind eher selten. Ich spüre viel häufiger, dass die Angehörigen mitgehen und die Betroffenen auch verstehen können, sie unterstützen, viel in Kauf nehmen und oft einen enormen Einsatz leisten.

Selbst Alleinstehende haben ja meistens doch irgendwie noch Freunde oder Menschen im Umfeld, die man beiziehen kann. Das ist eine Ressource, die aus meiner Sicht noch stark entwickelt werden kann. Und dann gibt es die professionellen Institutionen, bei denen man rund um die Uhr betreut wird.

Die muss man sich auch leisten können.

AW: Ja, da muss noch etwas Geld da sein. Allerdings: Jemand, der sagt, dass er nichts Lebensverlängerndes mehr will, der einfach zu Hause sein möchte, dessen Lebenszeit ist meist nicht mehr so lang; von daher sind die finanziellen Konsequenzen kleiner. Wir planen jeweils etwa zwei Wochen voraus, und dann muss man wieder weiterschauen. Einige Gemeinden haben in solchen Fällen einen Beitrag gezahlt, aber das sind Ausnahmen. Normalerweise zahlen die Gemeinden zwar für das Pflegeheim, wenn jemand kein Geld hat, aber für die Betreuung zu Hause zahlen sie nichts. In Einzelfällen konnten wir die Kostenübernahme mit der Gemeinde regeln, wenn es beispielsweise kein Pflegeheim in der Gemeinde gab oder das Heim keinen Platz hatte. Aber in vielen Fällen sind die Gemeinden stur und sagen, so ist es gesetzlich geregelt, wir können keine private Organisation bezahlen.

Ich erlebe, dass das persönliche Umfeld auch von Alleinstehenden sich viel mehr zutraut, wenn man ihnen rund um die Uhr Unterstützung anbieten kann. Aber es muss organisiert werden; wenn man einfach sagt: Kümmern Sie sich selbst, dann geht es nicht.

Sie sagen, Sie sind als Arzt in der Palliative Care tätig, weil Sie in Zusammenarbeit mit Angehörigen, Pflegenden, Freiwilligen und mit wenigen Mitteln sehr viel bewirken können. Mit Ihrer Arbeit retten Sie aber keine Leben. In der Medizin selbst wird dies nicht mehr als »Arzt sein« betrachtet, denn die Aufgaben der Palliative Care könnte auch gut ausgebildetes Pflegepersonal übernehmen.

Ist dies ein Imageproblem der Palliative Care innerhalb der Medizin selbst?
AW: Viele Ärzte wissen überhaupt nicht, worum es eigentlich in der Palliative Care geht. Sie denken, es sei ein bisschen Händchen halten und Morphium geben, und es ist bestimmt nicht der angesehenste Zweig der Medizin. Allerdings: Je mehr die Menschen verstehen, was wir tun, umso mehr Respekt haben sie davor, ich höre dies inzwischen ganz oft. Unter dem Gefühl, Arzt zweiter oder dritter Klasse zu sein, leide ich nicht.

Heißt das, Sie werden inzwischen mit offenen Armen empfangen?
AW: Am Anfang, als ich als Belegarzt ans Spital Wetzikon kam, hat man gesagt: »Ja, brauchen wir denn das? Wir machen das ja auch selbst.« Es dauerte nicht lange, und ich wurde überall beigezogen. Sie baten: »Könntest du nicht dort auch noch vorbeigehen und bei meinem Patienten in diesem Zimmer dort noch schauen?« Natürlich erfüllen wir auch technische Aufgaben, zum Beispiel in der Schmerztherapie. Größtenteils sind es jedoch keine technische Leistungen, weshalb es mitunter schwierig ist, anderen zu vermitteln, was wir eigentlich genau tun und wie es sich von ihren Tätigkeiten unterscheidet. Daher muss man erleben, man muss erfahren, was Palliative Care leisten kann, und ich betrachte das Implementieren der Zusammenarbeit als den besten Weg dazu.

Kann man den Nutzen einer palliativen Begleitung darstellen?
AW: Man kann das, was den Menschen am Ende ihres Lebens wichtig ist, viel häufiger durch palliative Unterstützung erreichen. So gelingt es beispielsweise viel häufiger, Schmerzen unter Kontrolle zu halten, dass Atemnot besser behandelt werden kann. Man sieht, dass viel mehr Leute bis zum Schluss zu Hause bleiben können. Untersuchungen zeigen, dass wir dreimal

mehr Menschen zu Hause betreuen können, als dies üblicherweise der Fall ist. Es werden wesentlich weniger Notfallhospitalisationen nötig. Daraus ergibt sich klar ein gesundheitsökonomischer Nutzen, da enorme Kosteneinsparungen erzielt werden. Die Zusatzkosten, die ein Team wie unseres verursacht, werden wahrscheinlich um ein Drei- bis Vierfaches durch die Vermeidung von Hospitalisationen eingespart.

Was muss man aus Ihrer Sicht – unabhängig von der Ausbildung – mitbringen, um in der Palliative Care aktiv mitzuarbeiten?
AW: Wir sind nur ein kleiner Teil der palliativen Betreuung. Es kommt ein bisschen darauf an, wo man denn gerne mitarbeiten möchte. Ich empfehle allen, die etwas Freizeit erübrigen möchten, sich einmal damit auseinanderzusetzen, ob die Vereinigung zur Begleitung Schwerkranker nicht etwas für sie wäre. Dort muss man primär Zeit mitbringen, ein Interesse an den Menschen und auch eine gewisse innere Robustheit. Man muss damit umgehen können, dass manchmal schwierige Situationen auftreten können. Die Freiwilligen werden entsprechend ausgebildet, und es ist eine sehr bereichernde Tätigkeit.

Wenn jemand in einem spezialisierten Team arbeiten möchte, dann muss man natürlich fachliches Know-how mitbringen, und die Bereitschaft, eine entsprechende Zusatzausbildung zu machen.

Gibt es Menschen, die sich Ihrer Ansicht nach überhaupt nicht eignen?
AW: Kommunikation ist ein ganz zentraler Teil. Menschen, die z.B. nicht zuhören können, die eignen sich wirklich nicht. Und Menschen, die sich nicht echt für die anderen interessieren – das geht auch nicht.

Sprechen wir von den letzten Momenten. Sind Sie in diesen letzten Stunden überhaupt erwünscht? Und was passiert in diesen letzten Stunden, wenn Sie dabei sind?
AW: Es ist eher ein Zufall, dass ich dabei bin, wenn jemand gerade aufhört zu atmen. Häufig rufen Angehörige an, wenn sich beispielsweise die Atmung verändert oder bei starken Schmerzen – in solchen Situationen geht man noch einmal vorbei und merkt dann, dass es wirklich dem Ende zugeht. Als Begleitung in den letzten Stunden werde ich nicht gerufen, das betrachte ich auch nicht als meine Aufgabe. Ich versuche die Menschen wirklich gut darauf vorzubereiten.

In Ihren Aussagen spürt man sehr viel Ruhe und auch Gewissheit, dass Sie und Ihr Team darum bemüht sind, dass die Patienten nicht durch medizinisches Brimborium und Aktionismus um viele kostbare Momente gebracht werden. Was nehmen Sie von diesen Menschen mit?
AW: Man erhält durch diese Gespräche mit Betroffenen selbst ganz viel. Es sind stets Einblicke in ein Leben und dadurch Ausblicke ins eigene Leben; es geht um Themen, die so anders sind als das, was man sonst so im Alltag mit den Menschen im eigenen Umfeld bespricht. Die Auseinandersetzung mit dem Lebensende, mit unserer limitierten Zeit, das ist etwas, von dem ich denke, dass es einen im Grunde das ganze Leben bewegen müsste. Aber ganz viele Menschen bewegt es nicht, weil sie einfach nicht daran denken. Weil sie so leben, als ob sie ewig leben würden, obwohl sie intellektuell wissen, dass das Leben begrenzt ist – das wissen ja alle –, aber emotional wird dies überhaupt nicht aufgenommen. Das passiert erst dann, wenn eine Krankheit auftritt, was eigentlich seltsam ist. Letzthin betreute ich einen 82-jährigen Mann mit einem Karzinom. Schockiert fragte er: »Weshalb hab ich jetzt diesen Krebs? Wie

kommt das, und kann man da wirklich nichts dagegen machen?« Dass er erst jetzt begann, sich mit seiner Endlichkeit auseinanderzusetzen, erstaunte mich.

Aber es gibt auch das Umgekehrte: Ich hatte kürzlich einen Patienten mit Lungenkrebs, ein Musiker; er hat viel geraucht, und er ist am Anfang zu mir gekommen, weil seine Welt zusammengebrochen ist und er das Gefühl hatte, es geht gar nichts mehr weiter: Seine kleinen Kinder würde er nicht mehr aufwachsen sehen, er war völlig zerstört und wollte eigentlich auch keine Therapie mehr auf sich nehmen, weil er sie für sinnlos hielt. Mein Einwand: »Bei diesem Krebsstadium kann man mit der Therapie, die man heute hat, noch einmal etliche Jahre an Lebenszeit gewinnen.« Schließlich vermittelten wir ihm eine psychologische Beratung, und er fasste den Entschluss: »Ich schaue nicht zu weit nach vorne, ich schaue mal, was jetzt ist um mich herum. Was kann ich jetzt machen? Und was in Zukunft kommt, das schaut man dann.« Diese Grundhaltung zu entwickeln gelingt ja auch sonst vielen Menschen nicht. Ich weiß nicht, wie es mir selbst nach einer schweren Diagnose ginge. Aber durch diese ständige Konfrontation lebt man vermutlich doch eher mit diesem Bewusstsein der Lebensbegrenzung.

Natürlich ist es ein ständiges Schwanken. Manchmal, wie nach solchen Gesprächen mit der 27-jährigen Patientin, sieht man das Leben schon sehr anders und kann vermutlich auch – zumindest kurzfristig – andere Prioritäten setzen. Aber man sinkt logischerweise selbst auch immer wieder zurück in die gleichen Alltagssorgen, in denen man sich über nebensächliche Dinge ärgert. Vermutlich kann man das nicht dauerhaft ändern, aber durch die Auseinandersetzung gelingt es einem vielleicht etwas öfter.

Suchen Sie einen Ausgleich zu Ihrer Tätigkeit, und wie bleiben Sie in Ihrer Mitte?

AW: Als ich beispielsweise ebenjenes Gespräch mit dieser jungen Frau geführt habe, und vor allem jetzt, da es ihr schlechter geht, suche ich nach diesen Begegnungen ein wenig Zeit für mich in der Natur. Diese Patientin setzt sich nun wirklich mit ihrem Ende auseinander und redet auch von einer Sedation, also davon, mit Medikamenten einen künstlichen Schlaf herbeizuführen, wenn Symptome wie Schmerzen oder Ängste sehr stark werden. Die Situation ist auch traurig für ihren Freund, der immer dabei ist. Ich fahre ein bisschen über die Hügel und halte irgendwo an und … (schweigt).

Manchmal muss ich nach solchen Gesprächen weinen, wenn ich mit dem Auto wegfahre. Das Schicksal dieser Frau ist sehr, sehr berührend. Es ist letztendlich belastend, ja. Und es ist bereichernd. Es ist etwas, das einen sehr mitnimmt, und zugleich kann es das eigene Leben enorm erfüllen.

Andreas Weber

Der Palliativmediziner Andreas Weber ist Ärztlicher Leiter des ambulanten und stationären Palliative-Care-Teams der Gesundheitsversorgung Zürcher Oberland (GZO), Konsiliararzt bei Onko Plus sowie Lehrbeauftragter für Palliative Care an der Universität Zürich. Seit 2005 ist Andreas Weber Ko-Präsident von palliative zh+sh.

Spezialisierte Palliative Care

Medizinerinnen und Mediziner, die in der spezialisierten Palliative Care arbeiten, gelangen nach ihrer Grundausbildung und einer Facharztweiterbildung oft über die praktische Tätigkeit auf einer Palliativstation, in einem Hospiz oder einem mobilen Palliativteam zur Palliative Care. Seit Kurzem können alle Ärz-

tinnen und Ärzte mit Facharztdiplom durch mehrjährige praktische Tätigkeit und spezifische Weiterbildung in Palliative Care einen Schwerpunkttitel der FMH erwerben.

Pflegende aus verschiedenen Fachbereichen können ebenfalls Zusatzausbildungen in Palliative Care absolvieren, beispielsweise einen MAS in Palliative Care. Gefragt sind auch Zusatzausbildungen in Schmerzmanagement, Gesprächsführung, Spiritual Care etc.

Zum Team der Palliative-Care-Fachpersonen gehören überdies Seelsorger, Psychologinnen, Sozialarbeiter, Physiotherapeutinnen, Kunsttherapeuten und je nach Bedarf andere Fachleute. Auch sie haben oftmals zusätzliche Qualifikationen in Palliative Care. Ergänzend dazu leisten Freiwillige einen äußerst wichtigen Beitrag, v.a zur Entlastung der Angehörigen.

Cupcakes im Death Café oder: Wie in anderen Kulturen über den Tod gesprochen wird

Claudia Graf-Grossmann

Ende Mai, kurz vor 19 Uhr. In Saskatoon in der kanadischen Provinz Saskatchewan geht ein milder Frühlingstag zu Ende. Im Gemeinschaftsraum des anglikanischen Kirchgemeindezentrums herrscht eine erwartungsvolle Stille. Noch sitzt niemand an den hübsch geschmückten Holztischen, an denen für 60 angemeldete Gäste Teller, Tassen und Gläser bereitstehen. Es duftet nach selbst gebackenem Kuchen und Cake. Wenn nicht das putzig-skurrile Symbol einer Tasse in Totenkopfform auf Mineralwasserflaschen und Einladungen prangen würde, wähnte man sich an einem Treffen des lokalen Müttervereins. Doch heute Abend wird nicht über die Geburt und übers Stillen gesprochen, sondern über das andere einschneidende Ereignis im Leben – über den Tod. Karla Combres und Lisa Greig veranstalten ein Death Café.

Die Sozialarbeiterin und die Volontärin eines Hospizes sind die ehrenamtlichen Gastgeberinnen des Treffens und führen es bereits zum zweiten Mal gemeinsam durch. Auf ihrer Website[26] luden sie zu einem Erfahrungsaustausch ein, der zu einem kreativen Blick auf das Leben und den Tod verhelfen und das Dasein bereichern soll. Sie möchten die Gäste dazu anregen, ihr Leben und sich selbst bewusster wahrzunehmen. Wird es den beiden engagierten Damen auch heute Abend gelingen, die Teilnehmenden aus ihrer Reserve zu locken? Eine Viertelstunde später hat sich der Raum gefüllt; die Gäste – rund zwei Drittel von ihnen sind Frauen im Alter zwischen 30 und 70 Jahren – suchen sich einen Platz und setzen sich, in Gruppen von fünf oder sechs Personen, an die Tische. Alle holen sich Getränke und bedienen sich am Kuchenbuffet. Der anheimelnde Duft, der aus den Kaffeetassen steigt, nimmt die erste Scheu, und bei der freundlichen Begrüßung durch die beiden Gastgeberinnen beginnen sich die Anwesenden zu entspannen und innerlich auf den Abend einzustimmen.

Karla Combres und Lisa Greig befassen sich seit Jahren intensiv mit gesellschaftlichen, sozialen und interkulturellen Fragen und haben sich durch das Death Café kennengelernt. Karla hatte diese Diskussionsform an ihrem früheren Wohnort in Durham im amerikanischen Bundesstaat North Carolina entdeckt. Nach ihrem Umzug nach Saskatoon suchte sie nach einem lokalen Treffen und fand heraus, dass Lisa dort 2014 bereits ein erstes Themencafé veranstaltet hatte. Die beiden Frauen beschlossen, ab 2015 einmal jährlich einen Anlass durchzuführen; in Zukunft sind sogar zwei Treffen pro Jahr geplant. Nach einer Einführung bitten die Gastgeberinnen nun die Anwesenden, sich ihren Tischnachbarn kurz vorzustellen und zu sagen, weshalb sie den Weg ins Gemeindezentrum gefunden haben. So soll eine Atmosphäre des gegenseitigen Vertrauens entstehen, was nicht selbstverständlich ist – Menschen, die eben noch im Auto saßen und über familiäre oder berufliche Probleme nachsannen, sollen plötzlich mit Fremden über sehr persönliche Fragen sprechen. Doch möglicherweise verleiht gerade die Tatsache Mut, dass man hier mit temporären Weggefährten spricht, die man wohl kaum wiedersieht. Erste Gäste ergreifen das Wort, das Interesse der Tischrunden ist geweckt, und die Diskussion kommt in Gang. Sie entwickelt sich ganz ungezwungen, Themen oder Fragen sind nicht vorgegeben.

Death Cafés haben sich, ausgehend von England und den Vereinigten Staaten, mittlerweile auf allen Kontinenten ausgebreitet; fast jede Woche findet irgendwo auf der Welt ein solches Café statt. Das nicht gewinnorientierte Franchise-Unternehmen berechtigt die Gastgeberinnen und Gastgeber, ein Café nach ihren Richtlinien und Empfehlungen durchzuführen und mit ihrem Logo – der erwähnten Tasse in Totenkopfform – aufzutreten. Die Teilnahme ist kostenlos, um allen Bevölkerungsschichten einen Zugang zu gewähren, die Anwesenden werden lediglich um eine Spende für die Bewirtung gebeten. In einem heiteren Rahmen soll ganz unbeschwert, doch in Würde über das Leben und den Tod gesprochen werden. Das Death Café versteht sich nicht als Selbsthilfegruppe und soll auch eine individuelle Trauertherapie nicht ersetzen, sondern eine Möglichkeit für ein unvoreingenommenes Gespräch mit anderen Menschen bieten. Jedermann ist willkommen, unabhängig von Glauben, Nationalität und Lebenseinstellung. Christen sitzen neben Buddhisten, Agnostiker neben Juden und Muslimen. Die Gastgeberinnen wachen darüber, dass der Respekt gewahrt bleibt und dass niemand bedrängt oder gedemütigt wird. Manchmal fließen Tränen, wenn Emotionen wach werden, doch es soll auch gelacht werden.

90 Minuten sind vergangen; in Saskatoon neigt sich der Abend dem Ende zu. Viele Tassen Kaffee und Tee wurden getrunken, die Cupcakes und Kuchen fanden regen Zuspruch, und an den Tischen wird noch immer lebhaft geplaudert. Nun bitten Karla Combres und Lisa Greig die Gäste an jedem Tisch, ihre Diskussion in einem Wort zusammenzufassen und dem Plenum vorzutragen. Wo lag der Schwerpunkt, welche Frage und Erkenntnis waren wichtig? An einem Tisch wurde über den Unterschied zwischen einem plötzlichen Tod und einer langen Krankheit gesprochen, an einem anderen über Spiritualität im Zusammenhang mit dem Tod; an einem dritten standen Suizid und Geisteskrankheiten im Vordergrund. Auch über Ängste vor dem Sterben wurde gesprochen, über medizinische und pflegerische Betreuungsmöglichkeiten und über die Kommunikation mit Sterbenden. Alle Anwesenden empfinden diesen Teil des Abends als äußerst bereichernd und aufschlussreich, gerade weil die religiöse Zugehörigkeit und die kulturelle Herkunft keine Rolle spielen.

Kritiker vermuten im Death Café einen typisch nordamerikanischen oder angelsächsischen Brauch, das Pendant zu anonymen Diskussionsrunden über Übergewicht, Alkoholismus oder Mobbing an Schulen. Doch mitnichten! Zwar hat der Engländer Jon Underwood 2010 das Konzept entwickelt und den Namen kreiert, doch die Idee stammt ursprünglich von einem Schweizer. 2004 fand ein erstes sogenanntes Café Mortel[27] statt, das vom Walliser Soziologen und Ethnologen Bernard Crettaz ins Leben gerufen wurde. Crettaz ist 1938 im Val d'Anniviers geboren und forschte gemeinsam mit seiner Frau Yvonne Preiswerk über Sterberituale in den Weltkulturen. Er gründete auch die Société d'Etudes Thanatologiques Suisse romande. Thanatologie umschreibt die Wissenschaft vom Sterben und Tod und von der Bestattung. Crettaz war schon früh überzeugt davon, dass sich ein ungezwungener Rahmen in einer Bistro-Atmosphäre, bei Wein, Brot, Wurst und Käse, am besten dazu eignet, um über das Leben und das Ableben zu sprechen. Die von Crettaz bis 2014 persönlich geleiteten Cafés Mortels beginnen jeweils mit einem Apéro und enden mit einer handfesten Mahlzeit, während bei den Death Cafés, je nach Kulturkreis und Gepflogenheiten, meist Kaffee, Tee und Kuchen angeboten werden. Stets jedoch wird das Ritual des gemeinsamen Essens und Trinkens hochgehalten. Die Hemmschwelle zu Beginn eines Treffens wird so schneller abgebaut, und es fällt leichter, Worte zu finden für das Unaussprechliche, das Ungewohnte und manchmal Beängstigende.

Rund um einen Tisch sitzen und übers Sterben sprechen: Das ist auch das Credo von Michael Hebb aus Seattle im Bundesstaat Oregon, einem Multitalent in Sachen Kommunikation. Für den Künstler und Wirt, Aktivisten und selbst ernannten »Food Provokateur« steht fest, dass ein gemeinsam eingenommenes Mahl, das uralte Ritual des Brotbrechens, sich dazu eignet, auch heikle Themen in einem entspannten Umfeld zu diskutieren. Seit 1997 veranstaltet Michael Hebb politische und philosophische Esstische und hat dabei schon alle Kontinente besucht. Der Impuls zu den Gesprächen über das Sterben erfolgte auf einer Zugfahrt von Portland nach Seattle im Juni 2012. Im Speisewagen führte Hebb ein Gespräch mit zwei ihm unbekannten Ärzten, einem Onkologen und einer Allgemeinpraktikerin. Diese einstündige Zufallsbekanntschaft sollte weitreichende Folgen haben, denn dem umtriebigen Aktivisten wurde bewusst, wie sehr das Thema Tod und Sterben in der modernen Hochleistungsgesellschaft verdrängt und »beschwiegen« wird. Sei es aus Furcht, Zeitmangel, Desinteresse oder gar Aberglauben: Die wenigsten Menschen überlegen sich freiwillig und ohne konkrete Veranlassung, wie sie ihre letzten Tage und Stunden verbringen möchten, welche Menschen sie beim Tod um sich haben möchten und wie sie ihren Nächsten den letzten Weg erleichtern könnten. Zwar hatte die in den USA wohnhafte Schweizerin Elisabeth Kübler-Ross ab den 1970er-Jahren in ihren bahnbrechenden und viel beachteten Büchern und Vorträgen über die Sterbebegleitung und den Tod ein Tabu gebrochen und einen Stein ins Rollen gebracht, der wesentlich zur Entwicklung der modernen Palliativmedizin und zum Aufbau von Sterbehospizen beitrug. Doch blieben Kübler-Ross' Erkenntnisse in erster Linie den Fachleuten vorbehalten – Ärzten, Seelsorgern, Pflegekräften und Sozialarbeitenden. Michael Hebbs ehrgeiziges Ziel war es, alle Amerikaner, ungeachtet ihrer Bildung und ihrem kulturellen und sozialen Horizont, zum Sprechen übers Sterben zu bringen – rund um den Esstisch. Gemeinsam mit Kommunikationsstudenten der University of Washington heckte er die Idee von Death Over Dinner aus, einem »Kochrezept« für ein gemeinsames Abendessen. Die Besucher der liebevoll gestalteten interaktiven Website finden hier alle Zutaten für einen etwas ungewöhnlichen, doch bestenfalls bereichernden und inspirierenden Anlass. Death Over Dinner soll Mut machen, mit seiner Familie, mit Freunden und Gleichgesinnten zu einem Essen zusammenzukommen und dort, gestärkt mit einer warmen Mahlzeit und einem Glas Wein, über das Leben und den Tod zu diskutieren. Selbst ein Testessen kann geplant werden, die Website Deathoverdinner.org[28] führt Schritt für Schritt durch den Planungsprozess, einschließlich des Vorschlags möglicher Gäste und Gesprächsthemen. Die Gäste werden gebeten, sich auf das Gespräch einzustimmen, indem sie gewisse Bücher lesen, Filme sehen oder Musik hören. Damit sind die Gespräche bei Death Over Dinner deutlich strukturierter als beim Death Café.

Sowohl die Schöpfer des Death Café, des Death Over Dinner als auch des Café Mortel verstehen sich ausdrücklich nicht als Vertreter einer Konfession oder Institution, obwohl Bernard Crettaz drei Jahre Theologie studiert hat und einige Death Cafés, wie dasjenige in Saskatoon, ihre Treffen in Liegenschaften von Kirchgemeinden abhalten dürfen. Unabhängig von Dogmen und vorgefassten Ideen soll das Sprechen übers Sterben und Leben in die Mitte der Gesellschaft zurückgebracht werden – dorthin, wo das Herz der Gemeinschaft schlägt.

Beschwichtigungsrituale

Diskussionsrunden und Cafés scheinen eine probate Form zu sein, in der modernen, säkularisierten Gesellschaft übers Sterben zu sprechen. In anderen Kulturen gehen die Menschen unterschiedliche Wege, die jeweils stark geprägt sind von ihren Wertauffassungen und Überzeugungen. Beim hinduistischen und buddhistischen Glauben zum Beispiel wird Leben und Tod als Teil eines einzigen, sich wiederholenden Zyklus aufgefasst, der Reinkarnation. In diesem Prozess, *Samsara,* folgt auf den Tod ein neues Leben, in dem wir eine weitere Chance auf ein würdiges Dasein erhalten oder auch für unsere begangenen Sünden büßen müssen, bis wir endlich, geläutert, den *Samsara*-Zyklus verlassen dürfen und das höchste Stadium erlangen. Buddhisten bezeichnen dieses als *Nirvana,* Hinduisten als *Moksha,* was in Sanskrit für Erlösung und Befreiung steht. Da uns Menschen nicht bekannt ist, ob wir nach unserem Tod das nächste Stadium von *Samsara* erlangen, uns auf einer tieferen oder höheren Daseinsstufe wiederfinden oder gar bereits *Moksha* erreicht haben, ist der Tod im Hinduismus stets mit Bangen und Hoffnung gleichzeitig verbunden, im besten Fall mit dem Ausblick auf einen friedlichen und schicksalsergebenen Übergang von einer Existenz in die nächste. Die Angehörigen sorgen dafür, dass der Sterbende selbst im einfachsten Zuhause möglichst komfortabel liegt. Eine kleine Buddha-Statue kann aufgestellt werden. Vor allem bei den *Theravada*-Buddhisten werden schützende Verse, *Parittas,* rezitiert. Im Hinduismus werden *Mantras* gesungen oder erklingen leise aus dem CD-Player. Sowohl bei *Parittas* als auch bei *Mantras* handelt es sich um zeremonielle, meist repetitive Gesänge, die auch flüsternd, sprechend oder in Gedanken rezitiert werden können und die sowohl dem Sterbenden als auch den Lebenden Frieden und Ruhe schenken oder ihnen sogar ein Lächeln entlocken sollen.

Heiterkeit ist ein Wort, das in den westlichen Zivilisationen selten im Zusammenhang mit dem Tod verwendet wird. Die französische Autorin Marion Desjardins, die drei Romane bei Éditions Gallimard und den Roman »Lettres à mon éditeur« bei Éditions MD veröffentlicht hat, wurde während einem längeren Aufenthalt in Nordchina Zeugin des hiesigen Umgangs mit den Verstorbenen. Sie erinnert sich in einem Gespräch an ein prägendes Erlebnis: »Das Totenfest in China, *Qīngmíng jié* (Fest der Klarheit), findet zwei Wochen nach der Frühlings-Tagundnachtgleiche statt, zwischen dem 4. und 6. April. An diesem Tag besuchen die Chinesen ihre Verstorbenen auf dem Friedhof und feiern gleichzeitig die Ankunft des Frühlings. Wie schon die Wahl der Jahreszeit ahnen lässt, ist das Totenfest in China nicht traurig, wie ich feststellen konnte, als ich an einem Samstagmorgen Anfang April einen Freund, Shùlin, seinen Bruder und seine Schwester auf das Grab ihrer Mutter begleiten durfte. Wir machten uns auf den Weg zum Friedhof, der mehr als eine Stunde von der Stadt Shenyang entfernt liegt, 700 Kilometer nordöstlich von Peking. Plötzlich erblickten wir einen Berg, auf den wir nun zufuhren. Wir reihten uns ein in eine lange Schlange von Autos, die im Schritttempo durch eine Pforte fuhren. Dahinter dehnte sich ein riesiger Parkplatz. Auf der Bergflanke, die wir nun von Nahem erblickten, standen in Reih und Glied, dicht an dicht, Tausende von grauen und weißen Gedenksteinen; alle glichen sich. »Es ist jedes Mal eine Geduldsprobe, bis wir das Grab gefunden haben«, erklärte mir Shùlin. Deshalb wählten die Brüder getrennte Wege, ich folgte, gemeinsam mit Shùlin, der Schwester. Es war sehr heiß. Wir stiegen den Pfad hoch, immer weiter. Die Schwester trug eine geräumige Tasche mit dem Bild der Mutter. Ein Foto, schwarzweiß, in einem Holzrahmen, zeigte eine Frau mit strengem Blick. Plötzlich, inmitten der Steine, schwenkte die Schwester die Arme: gefunden. Zuerst hieß es, den Grabstein zu säubern, dann zog sie Plastikblumen und einen Imbiss aus der Tasche: Wurst, Schinken, Kekse, Kuchen … ein königliches Essen für die Mutter, deren Porträt nun auf dem Grabstein stand. Der Bruder zündete eine Zigarette an, was mir eigenartig vorkam an diesem Ort, zu diesem Zeitpunkt. Doch der Glimmstängel war nicht für ihn bestimmt, er wurde in eine Schale mit Räucherkerzen gesteckt und verglühte dort langsam. Ich schloss daraus, dass Mama gerne geraucht hatte, denn hier ging es darum, ihr einige der kleinen Freuden zu bereiten, die sie im Diesseits geschätzt hatte. Die drei Geschwister gingen in sich, sammelten die unangetasteten Lebensmittel zusammen, dann folgten wir dem Pfad hinunter in einen Hof. Er war von Steinmauern umgeben, in die kleine höhlenartige Öfchen gemeißelt waren. Shùlin zog bündelweise Banknoten hervor, legte sie in den Ofen und … zündete sie an, bis eine dünne Rauchsäule aufstieg. Es waren keine echten Geldscheine, sondern sie sollten der Verstorbenen Wohlstand und Glück sichern. Shùlin stand einen Moment in Gedanken versunken vor dem Ofen und sah zu, wie das Papier verbrannte. Woran dachte er? Und woran dachte ich? An meine Verstorbenen, natürlich. Und daran, dass ich den drei Geschwistern dankbar war, dass sie mich mitgenommen hatten.«[29]

Während das Totenfest in China im Frühling stattfindet, gedenkt man in Mexiko im Spätherbst der Verstorbenen, am Tag der Toten (*Día de los Muertos*) zwischen dem 31. Oktober und Allerseelen am 2. November. Auch hier handelt es sich – zumindest oberflächlich betrachtet – um ein heiteres Wiedersehen mit den Verstorbenen, das mit Tanz, Musik und Essen ausgelassen gefeiert wird. Freude soll herrschen, denn gemäß dem Glauben der Ureinwohner Mexikos, der bis heute spürbar ist, besuchen die Toten einmal im Jahr, nachdem die Ernte eingebracht wurde, die Lebenden und kehren zu ihren Familien zurück. Auch hier werden den toten Seelen kulinarische Leckereien geboten, wie das traditionell süße Totenbrot (*pan de muerto*), Zucker-Totenköpfe (*calaveras de dulce*) sowie Skelette und Särge aus Marzipan.[30] Unterschwellig jedoch schwingt bisweilen etwas Düsteres, Bedrohliches mit, wie es der Schriftsteller Malcolm Lowry in seinem 1947 erstmals erschienenen Buch »Under the Volcano«[31] fesselnd beschreibt: Der am Leben gescheiterte Konsul Geoffrey Firmin wird inmitten einer paradiesischen Landschaft und einem unbekümmerten Volksfest unaufhaltsam angesogen vom Abgrund, der sich unter seinen Füßen öffnet.

Unbeschwertheit und lebensbejahender Umgang mit dem Tod bedeuten selbstverständlich nicht, dass die Hinterbliebenen keine Trauer empfinden. Jeder Abschied schmerzt, was bisweilen drastisch zum Ausdruck kommt. Im Film »Rudaali« von 1993 zeigt der indische Regisseur Kalpana Lajmi einen noch heute gängigen Brauch aus dem Bundesstaat Rajasthan, bei dem Frauen, die einer tiefen Kaste angehören, von Familien der Oberschicht angestellt werden und gegen Entgelt an ihrer Stelle um einen männlichen Verstorbenen weinen und wehklagen – eine Lautäußerung, die den Angehörigen der höheren Kasten nicht gestattet ist. Die »Weinenden Frauen«, so die wörtliche Übersetzung des Hindi-Wortes *Rudaali*, bleiben in der Regel während der zwölftägigen Trauerzeit bei den Familien, die mit der rituellen Verbrennung des Verstorbenen auf dem Holzstoß beginnt und die Verstreuung seiner Asche im heiligen Pushkarsee im Aravalligebirge Rajasthans oder im Fluss Ganges vorsieht.

Lamentieren fürs Seelenheil

Heute sind Klageweiber, also Frauen, die gewerbsmäßig rituelle Totenklagen anstimmen, seltener geworden. In Rajasthan ist die Tradition noch sehr lebendig, doch andernorts erlöschen diese Bräuche. Vereinzelt können in den Bergdörfern Serbiens, an der Küste Kroatiens oder in entlegenen Regionen Montenegros Klageweiber angetroffen werden, doch handelt es sich dabei meist um alte Frauen. Mit ihrem Tod verschwinden die Rituale des Lamentierens, was die Bremer Pädagogin Ulrike Reimann bedauert, die sich intensiv mit Trauerarbeit beschäftigt. In ihrem Artikel »Entwicklungshilfe vom Balkan« beschreibt sie die Erfahrungen, die sie auf der Suche nach den Trauerritualen in den serbischen Bergen machte: »Klagefrauen als professionell Trauernde sind oft – auch in ihrer eigenen Kultur – angegriffen worden; zugleich waren sie für die Hinterbliebenen bei der Begegnung mit dem Verlust wichtig. Die vernehmbare Klage intensiviert die Trauer um den Verlust des Verstorbenen. Sie unterstützt den Ausdruck der Trauer – und damit das Loslassen und Abschiednehmen.« Reimann bezieht sich in ihrem Artikel auf den Emotionsforscher und Psychologen Dr. Jorgos Canacakis[32]: »Dieser untersucht seit über 30 Jahren europäische Trauerkulturen und nahm an zahlreichen Trauerritualen teil. Er erforschte das spezielle Setting der Trauer- und Klagerituale, welches das Entstehen, Zulassen, Durchleben und Ausdrücken der Trauer ermöglicht. So wird die Trauer nicht unterdrückt, sondern kann mithilfe des Rituals nach außen getragen und ausgelebt werden. Die Trauerklage kann uns Anregungen geben, unser verarmtes Brauchtum an Trauerformen durch neue geeignete Modelle des Trauerns zu ergänzen, um auf Tod, Verlust, Trennung und Trauer wieder angemessener reagieren zu können. Aus seinen Erfahrungen und Beobachtungen entwickelte Dr. Canacakis ein Modell zur Trauerumwandlung und hat damit altes Wissen zum Umgang mit Trauer für unsere heutigen Kulturen adaptiert. Das Modell baut auf den Erfahrungen alter Klagekulturen Südeuropas auf. In Seminaren und Workshops erfahren die Teilnehmenden eine Art Dorfgemeinschaft und Unterstützung für die Begegnung mit altem oder aktuellem Schmerz. Ziel ist es, einen Rahmen zu schaffen, in dem die Teilnehmenden ihre Trauerfähigkeit als lebensfördernde Ressource wiederentdecken und entwickeln können, und in dem sie einen gesunden Umgang mit ihrer Trauer erfahren. Sie erleben erstmalig Trauer als einen kreativen, unterstützenden und entlastenden Prozess, der es ihnen ermöglicht, Schmerz in Kunstprodukte zu transformieren – beispielsweise in Gesang und Poetik. Neue Klagerituale bieten einen gesicherten Rahmen, um einen Verlust gefahrlos zu verarbeiten. Die Trauer kommt ins Fließen durch Bewegung und Musik, kreative Gestaltungen, symbolische Handlungen und klar strukturierte Abläufe (Rituale). Gefühle werden dadurch geordnet und gleichsam auf heilsame Weise zum Ausdruck gebracht.«[33]

In früheren Epochen waren Klageweiber fester Bestandteil von Trauerbräuchen, vor allem im orientalischen Raum, im alten Ägypten und im Rom der Antike. In Ägypten begleiteten Klageweiber den Trauerumzug und machten dabei bewusst durch lautes Klagen und Zetern und durch Gesang und Tanz auf den Tod des zu Bestattenden aufmerksam. Je wohlhabender eine Familie war, desto mehr Klageweiber waren anwesend. Sie trugen schlichte, weiße Kleider, waren schmucklos, und sie schlugen die Hände auf ihre meist entblößten Oberkörper, bewarfen sich mit Asche und rauften sich die Haare.[34]

Solche demonstrativen und lautstarken Bräuche und Klagen wären bei den Native Americans, den Indianerstämmen Nordamerikas, undenkbar. Zwar variieren die Traditionen der über 500 verschiedenen Stämme, doch gilt das Augenmerk stets dem Verstorbenen und seiner Seele. Ein Aussprechen des Namens des Verstorbenen könnte seinen Geist empfindlich stören und dazu führen, dass er erzürnt wiederkehrt. Die Native Americans glauben daran, dass der Geist im Jenseits weiterlebt. Dieses Leben nach dem Tod soll unbehelligt, friedlich und sorglos verlaufen, weshalb dem Verstorbenen auf seinem letzten Weg möglichst viele irdische Habseligkeiten mitgegeben werden – Nahrung, Schmuck, Waffen und Werkzeuge, früher mussten mitunter gar Frauen und Pferde den Toten begleiten. Besonders wichtig ist es, den Geist nicht gegen die Hinterbliebenen aufzubringen. Hier mischt sich Trauer um den Verlust mit Furcht vor dem Geist des Toten.[35]

Damit besteht eine Parallele zwischen den nordamerikanischen Indianern und den Religionen Indiens, dem Buddhismus und Hinduismus und den Stämmen Afrikas, eine Überzeugung, die auch in der antiken Welt bei den platonischen und neuplatonischen Philosophen und Mysterienreligionen des alten Griechenlands vorherrschte: der Glaube an die Reinkarnation. Wie Constantin von Barloewen in seiner Abhandlung »Der Tod in den Weltreligionen und Weltkulturen« aufzeigt, erhält der Vorgang des Sterbens hier mehr Gewicht als das Leben selbst.[36] Von Barloewen ist Professor für Anthropologie und war Mitglied der Weltkommission für Kultur und Entwicklung der UNESCO. Er hat sich eingehend mit Begräbnisriten befasst. Der Wissenschaftler beschreibt die Rituale, die nach dem Sterben einsetzen, als Hilfeleistung für den Verstorbenen auf seiner Reise nach dem Tod einerseits, als Abschiedsritual für die Hinterbliebenen andererseits. Dabei stellt er fest, dass die rituellen Praktiken und sozialen Strukturen der meisten nichtwestlichen Kulturen es den Menschen leichter machen, den Tod zu erfahren. Die menschliche Gemeinschaft bietet einen Raum, in dem der sterbende Mensch ein Zuhause findet. Die Sippe, der Stamm oder die Familie ist wichtiger als die selbständige Persönlichkeit des Einzelnen. Damit, so schließt von Barloewen, ist der Verlust der Individualität beim Sterben weniger schmerzhaft erfahrbar als in den Kulturen, in denen die Betonung des Ichs sehr ausgeprägt ist.

Doch nun beginnt das Bewusstsein auch bei den letztgenannten, oft als egoistisch gescholtenen Bevölkerungsschichten zu wachsen. Ist es die Tatsache, dass nun die geburtenstarken Babyboom-Jahrgänge in ihrer zweiten Lebenshälfte stehen? Die Vertreter dieser Generation nähern sich dem Thema mit der Offenheit und dem Selbstbewusstsein, die ihr eigen sind. Filme wie »The Bucket List« von Rob Reiner aus dem Jahr 2007 oder »The Best Exotic Marigold Motel« von John Madden von 2011 sind nur einige Beispiele für die lustvolle und unverkrampfte Art, sich dem Thema von einer anderen Warte her anzunähern. Eine steigende Zahl von Seminaren, Radio- und TV-Sendungen und Büchern bieten weitere Denkanstöße für diejenigen, die nicht nur ein erfülltes Leben führen wollen, sondern sich auch einen würdigen Tod wünschen. Die bereits erwähnten Death Cafés werden mittlerweile an fünf Orten in der Schweiz angeboten.[37] Vereine und Organisationen wie GroßmütterRevolution oder FährFrauen laden ein zu Diskussionen und Themenanlässen. GroßmütterRevolution ist eine soziale Bewegung, die sich als Plattform und Think Tank für Frauen der heutigen

Großmütter-Generation versteht.[38] Anlässlich ihrer Herbsttagung 2014 lud die Organisation ein zum Sprechen übers Sterben im Alter, über die Würde, die Autonomie, den Tod und Suizid. Kein einfaches Thema, doch das Echo war beeindruckend: Nicht weniger als 125 Teilnehmerinnen diskutierten in Gruppen und gemeinsam mit Fachleuten engagiert, kontrovers und leidenschaftlich. Betroffene tauschten sich aus, Frauen sprachen über das Sterben der Eltern, setzten sich auseinander mit dem Tod von Angehörigen und Freunden. Andere verarbeiteten den Suizid eines Bekannten, eines Jugendlichen im Dorf.[39] Experten debattierten unter der Moderation von Cornelia Kazis. Die bekannte Journalistin ist seit über 20 Jahren Fachredakteurin für Familien- und Erziehungsfragen bei SRF Kultur und widmete dem Thema Sterben Features wie dasjenige über den Besuch bei todkranken Kindern im Hospiz.[40]

Der Verein FährFrauen wiederum hat seinen Namen nicht zufällig gewählt. Die FährFrauen sind als Bestatterinnen tätig und sehen sich als Bindeglied zwischen Sterbenden und deren Angehörigen, als helfende Hände beim Übergang in andere Welten: »Wir lassen uns ein und begleiten in Respekt und Wertschätzung. Wir horchen und schweigen in die Wortlosigkeit hinein, ins Unsagbare. Wir ermutigen, die Ungewissheit über alles Kommende auszuhalten. Wir sind einfach da in offener Gelassenheit wider aller Vernunft.«[41] Die FährFrau Sabine Brönnimann hat ihre Erfahrungen in einem Buch festgehalten und umschreibt dieses wie folgt: »Ob sich nun die eigene Zeit neigt oder das Leben eines geliebten Menschen ... Abschied und Tod machen vielen von uns Angst. FährFrauen laden zu einer aufmerksam begleiteten Überfahrt ein. An den Ufern des Lebens kümmern sie sich um das Wohl der Toten und steuern die Fähre sicher durch die Strudel des emotionalen Abschieds. Sie kennen die nährende Kraft von Bestattungsritualen und sie vertrauen darauf, dass die Dableibenden trotz radikal verändertem Alltag ihren Weg durch die Trauer finden werden.«[42] Ein zentrales Credo ist dabei das Gespräch zwischen den Menschen, womit die FährFrauen Brücken zu anderen Kulturen bauen.

Leichtfüßig oder schweren Herzens

Auch in Afrika kommt bis heute der Gemeinschaft, der erweiterten Familie, bei einem Abschied größere Bedeutung zu als bei uns. In den afrikanischen Religionen endet das Leben nicht mit dem Tod, sondern geht in anderen Gefilden weiter. »Leben« und »Tod« werden hier nicht als Gegensätze angesehen; entsprechend gibt es auch keine scharfe Grenze zwischen den beiden Zuständen.[43] Doch ist es sehr wichtig, dass die richtigen Begräbnisrituale stattfinden, um ein Umherwandern oder eine Rückkehr des Verstorbenen als unruhiger Geist zu verhindern. In gewissen Gebieten des Kontinents werden Tote durch ein Loch in der Wand hinausgetragen, das danach sofort wieder verschlossen wird. In anderen Gebieten möchte man, im Gegenteil, den Verstorbenen nahe bleiben und begräbt diese deshalb so dicht am Haus wie möglich. Die Gemeinschaft trauert; ein Tier wird geopfert und gegessen, es wird gesungen und getanzt. Auch in Afrika ist der Glaube an eine Reinkarnation weit verbreitet, doch unterscheidet er sich wesentlich von dessen Interpretation im asiatischen Raum: Hier herrscht der Glaube vor, dass eine Reinkarnation und Wiedergeburt als irdisches Lebewesen erstrebenswert ist, keine Strafe oder Buße. Allan Anderson, Professor für Theologie und Religion der University of Birmingham, hat sich intensiv mit den Sterberitualen in Afrika befasst. Er beschreibt, dass sie meist damit beginnen, dass man den Hingeschiedenen wegschickt mit der Bitte, die Lebenden nicht zu belästigen. Die Riten trauern um den Toten und feiern gleichzeitig das Leben in all seiner Fülle. Die Trauerfeiern sind ein wichtiger Moment im Leben einer Gemeinschaft, in dem sie ihre Zusammengehörigkeit spüren und ihre gemeinsame Identität stärken. In einigen Gemeinschaften tanzen alle Menschen mit Ausnahme der Trauerfamilie, um dem Tod alles Bedrohliche, Destruktive zu nehmen und den Toten »mit leichten Füßen« in die andere Welt zu schicken.

Eine prägende Erfahrung im Umgang mit dem Tod in Afrika hat Gabriella Baumann-von Arx gemacht. Die Verlegerin des Wörterseh Verlages und Autorin hat, unter anderem, drei Bücher über Lotti Latrous verfasst, die Schweizerin, die an der Elfenbeinküste den Ärmsten der Armen hilft. Sie schildert ihre Eindrücke wie folgt: »Im Juni 2003 reiste ich an die Elfenbeinküste zu Lotti Latrous, der Schweizerin, die in einem Slum in Abidjan zuerst ein Ambulatorium, dann ein Sterbespital und später noch ein Waisenhaus eröffnet hatte. Damals tobte das HI-Virus, und es gab in der ganzen Welt, vor allem aber in Schwarzafrika, Zigtausende von Todgeweihten. Junge Frauen und Männer, Jugendliche, Kinder, Babys. Lotti sagte damals etwas, das ich nie vergessen werde: ›Ein totes Kind wiegt Tonnen.‹ Bei Lotti erlebte ich, wie Moslems für ihre sterbenden Liebsten sangen und leise beteten. Sah vor allem Christen, die vor dem Sterben eine derart große Angst hatten, dass sie den Schritt zu ihrem Angehörigen ins Sterbezimmer nicht wagten, sondern vor der Tür sitzen blieben und dort ihre Gebete sprachen. Und staunte über Menschen, die einer Freikirche angehörten – von denen es in Afrika haufenweise gibt –, die laut, ja fast schon marktschreierisch aus ihrer Bibel zitierten, während sie am Sterbebett ihrer Nächsten saßen. Aber so verschieden die Menschen mit der Anwesenheit des Todes auch umgingen, so wenig unterschieden sie sich in ihrer Reaktion, als das Unausweichliche dann auch tatsächlich geschehen war. Alle waren sie gleichermaßen erschüttert.

Ich lernte damals, wie wichtig es ist, mit Sterbenden über den Tod zu reden, wie erfüllend es sein kann, jemanden auf dem letzten Stück des Weges zu begleiten, wie viel Trost in der Möglichkeit liegt, Abschied nehmen zu können. Damals wurde mir aber vor allem eines bewusst – es ist wohl unmöglich, den Schmerz zu erahnen, der eintritt, wenn der Mensch, dem man nahestand, seinen wirklich allerletzten Atemzug getan hat. Das bestätigte sich Jahre später bei mir. Die Erkrankung meines Vaters ließ uns viel Raum, um über das zu reden, was war, und das, was sein sollte. Sie ließ uns vier Kindern Zeit, ihm zu danken für das, was er uns gewesen war. Und ihm die Zeit, meine Mutter zu fragen, ob es gut sei, wenn er sie jetzt alleine lasse. Und nach wochenlangem Kampf teilte er uns allen in seinen Worten mit, dass es bald so weit war: ›Ich mache jetzt Feierabend.‹

Die Erschütterung, die der Tatsache folgte, dass es für ihn tatsächlich nie wieder einen neuen Morgen geben sollte, war grenzenlos und allumfassend. Und darin, da bin ich mir sicher, sind wir Menschen uns alle gleich. Egal, welcher Religion wir angehören, egal, wo und wie wir aufgewachsen sind, und egal, was wir glauben – der Tod eines uns nahestehenden Menschen bringt uns an Grenzen, die wir im Voraus nicht erahnen, die wir mit der Zeit aber auch wieder verschieben können. Beidem liegt eine große Gnade inne.«[44]

Grenzen erleben, an die eigenen Schranken stoßen – ein zentrales Thema rund ums Sterben. In den Inuit-Populationen Alaskas wurden früher, bevor die moderne Zivilisation mit ihren Segnungen und Gefahren Einzug hielt, alte und kranke Menschen in eine andere Welt geschickt, allerdings ... vor ihrem Tod. Wenn die Nahrung knapp wurde, wie dies gegen Ende von besonders langen, harten Wintern immer wieder der Fall war, wurden Mitglieder der Gemeinschaft, die zur Belastung geworden waren, sich selbst überlassen. Düstere Geschichten berichten von Menschen, die lebendig auf einer Eisscholle ausgesetzt wurden und so ihrem sicheren Ende entgegentrieben. Auch wenn es sich hier um Sagen handeln sollte, die schaudernd um ein Lagerfeuer erzählt werden – es ist eine Tatsache, dass damals Familien und Stämme, die von der Außenwelt abgeschnitten und vom Verhungern bedroht waren, alles tun mussten, damit ihre Vorräte dem größtmöglichen und aktivsten Teil der Gruppe das Überleben sicherten. So wird berichtet, dass die Schwachen, Alten und Kranken ausgesetzt oder zurückgelassen wurden, während der Stamm weiterzog.[45] Ähnliche Traditionen werden aus dem alten Japan überliefert. Der Film »Narayama Bushiko« von Shohei Imamura aus dem Jahr 1982 erzählt das Leben und Sterben in einem entlegenen Bergdorf. Alle Menschen müssen nach Erreichen ihres siebzigsten Lebensjahres auf einen bestimmten Berg steigen, um dort entkräftet zu sterben. Der Film schildert in anrührenden Sequenzen das Leben dieser Gemeinschaft, das geprägt ist vom natürlichen Zyklus mit seinem Werden und Vergehen.[46] Der Film basiert auf einer Romanvorlage, doch es ist durchaus plausibel, dass solche Bräuche früher existierten.

Im modernen Japan ist der Shintoismus und Buddhismus noch immer tief verwurzelt, wobei die beiden uralten Glaubenslehren friedlich koexistieren. Der Shintoismus ist eine ausgesprochen lebensbejahende Religion, bei der die Götter, *Kami*, geheiligte Geister sind, die die Gestalt von Dingen oder wichtigen Begriffen im Leben annehmen können, zum Beispiel die Form des Windes und Regens, der Berge und Flüsse. Damit ist der Shintoismus der Naturverbundenheit vorchristlicher Zeiten, dem Glauben der Kelten, der antiken Griechen, Römer und Ägypter, nahe geblieben. Da der Shintoismus, im Gegensatz zum Buddhismus, kein tröstliches Jenseits kennt, entscheiden sich viele Japaner für ein buddhistisches Trauerritual oder für eine Mischform. Stets kommt der Nacht- und Totenwache rund um den Verstorbenen unmittelbar nach dessen Tod eine große Bedeutung zu. Die Trauerfamilie erhält während dieser Zeit viel Zuwendung, sei es durch mitfühlende Anwesenheit oder ganz konkret in Form von Geldscheinen, die ihnen zugesteckt werden. Auch werden in Schreinen und Tempeln Gebete gesprochen; beim buddhistischen Ritual im Tempel wird Weihrauch verbrannt, während Mönche *Sutras* singen.[47]

Himmel oder Hölle

Die Frage, was auf den Tod folgt, hat die Menschheit seit je beschäftigt. Während die Reinkarnation eine – wenn auch sehr anspruchsvolle – Deutung der nächsten Etappen der Existenz zulässt, schildern das Christentum, der jüdische und islamische Glauben den Tod als eine Art Scheideweg für die Seele. Detaillierte Beschreibungen der Wonnen des Paradieses oder der Qualen des Fegefeuers fehlen weder in der Bibel noch im Koran oder der Thora. Sie sollen den Gläubigen zu Lebzeiten in Erinnerung rufen, dass sie auch nach ihrem Tod zur Verantwortung gezogen werden können und ihre irdischen Taten und das Register der Sünden und guten Taten dabei maßgeblich sind. Die Frage, inwieweit die Beichte und allfällige materielle Leistungen sich auf die »Lebensbilanz« auswirken und wie diese durch einen Ablass aufgebessert werden kann, führte immer wieder zu heftigen Disputen und war im 16. Jahrhundert ein Kernstreitthema zwischen Reformern wie Martin Luther und der römisch-katholischen Kirche. Wer denkt heutzutage bei der Besichtigung einer frühgotischen Kathedrale oder eines mittelalterlichen Klosters daran, dass dieser Bau wohl auch von der Angst vor Bestrafung beseelt war und von der Hoffnung, mit der Stiftung das spätere Seelenheil zu sichern? Constantin von Barloewen schildert, dass die christliche Tradition zwei unterschiedliche Arten hat, den Himmel darzustellen: In der einen Variante wird eine theologische und metaphysische Vorstellung vom Himmel gespiegelt, die einen Zustand wiedergibt, in dem Scharen von Heiligen und Engeln sich eines Gottes erfreuen, der in der Versenkung seiner Existenz erlebt wird. Die andere Variante spricht von den Mythen des Goldenen Zeitalters und vom Garten Eden als den Ursprüngen der Idee des Paradieses oder des Gartens der Liebe. Im Koran hat das Paradies die Gestalt einer blühenden Oase mit Gärten, Flüssen und Bäumen.

Der Gegenpol zu diesen lichten Gefilden wird von einem düsteren Ort gebildet, an dem die Unwürdigen büßen. In seiner bereits erwähnten Abhandlung schildert von Barloewen, dass die Toten nach der hebräischen Überlieferung in den Scheol gehen, eine tiefe Grube oder eine ummauerte Stadt. Dort »hausen sie in Staub, Dunkelheit und Unwissen, gänzlich von Maden bedeckt und von Jahwe vergessen«. Das islamische Bild der Hölle weise große Ähnlichkeit mit dem der jüdisch-christlichen Tradition auf, aus der es abgeleitet ist. In Dante Alighieris »Divina Commedia« wird die Hölle als furchterregende neunstufige Strafzone geschildert, in der die Sünder zur ewigen Verdammnis verbleiben. Die Läuterung erfolgt über das Fegefeuer, in dem die Sünder um Vergebung suchen können. Und selbstverständlich ist auch bei Dante das Paradies ein Garten Eden mit neun Himmelssphären, in denen die Seelen der Geretteten die ewige Seligkeit erlangen.

Um dem Sterbenden und Toten das bittere Schicksal einer Verdammung zu ersparen, begleiten ihn in allen Religionen Gebete, zum Beispiel das *Kaddisch*-Gebet in aramäischer und hebräischer Sprache, das zwar keinen direkten Bezug zum Tod hat, sich aber im Zusammenhang mit einem Abschied im jüdischen Glauben etabliert hat. Das frühe Christentum übernahm Traditionen aus den jüdischen und heidnischen Sterberitualen, wobei im Lauf der Jahrhunderte Gebete, Lesungen, Litaneien und Psalmengesänge an die Stelle der eigentlichen Totenklage traten. Auch im Islam werden für den Sterbenden Glaubensformeln wie die 36. Sura des Korans rezitiert, die *Schahada* gesprochen. Nach der Bestattung beginnt eine dreitägige Trauerzeit, während der die Familie Besuch erhält von Freunden, Bekannten und Nachbarn. Gemeinsam beten sie für den Verstorbenen. Im Anschluss an die bis zu 40 Tage dauernde Trauerzeit finden die Verwandten bei einem Essen und einem Besuch am Grab wieder ins Leben zurück.

Der gemeinsame Tisch, das geteilte Mahl: So unterschiedlich die Kulturen dieses Planeten, so verschieden die Menschen, ihre Wünsche, Ängste und Hoffnungen sind, so zentral ist dieses Ritual im Umgang mit dem Sterben und Leben. Menschen nehmen sich Zeit füreinander, kochen, essen und trinken, sprechen, schweigen, lachen und weinen. Ein Augenblick voller Menschlichkeit, Wärme und Nächstenliebe.

Im kanadischen Saskatoon ist es mittlerweile 21 Uhr geworden, das Death Café schließt bald seine Türen. Im Saal herrscht eine heitere und gleichzeitig nachdenkliche Stimmung; die Gesichter sind gelöst. Karla Combres und Lisa Greig verabschieden sich persönlich von jedem Anwesenden. Sie sind beglückt, dass sie es auch an diesem Abend wieder geschafft haben, gemeinsam mit ihren Gästen ein Tabu zu durchbrechen und furchtlos über das Leben und den Tod zu sprechen. Lisa bringt ihre Philosophie auf den Punkt: »Ich habe gelernt, dass das Leben erfüllender und kostbarer wird, wenn wir uns von Beginn weg unserer Endlichkeit bewusst sind.«[48]

WÜNSCHE IN WORTE KLEIDEN

Den letzten Lebensabschnitt und das Sterben besprechen. Ein Gesprächsleitfaden

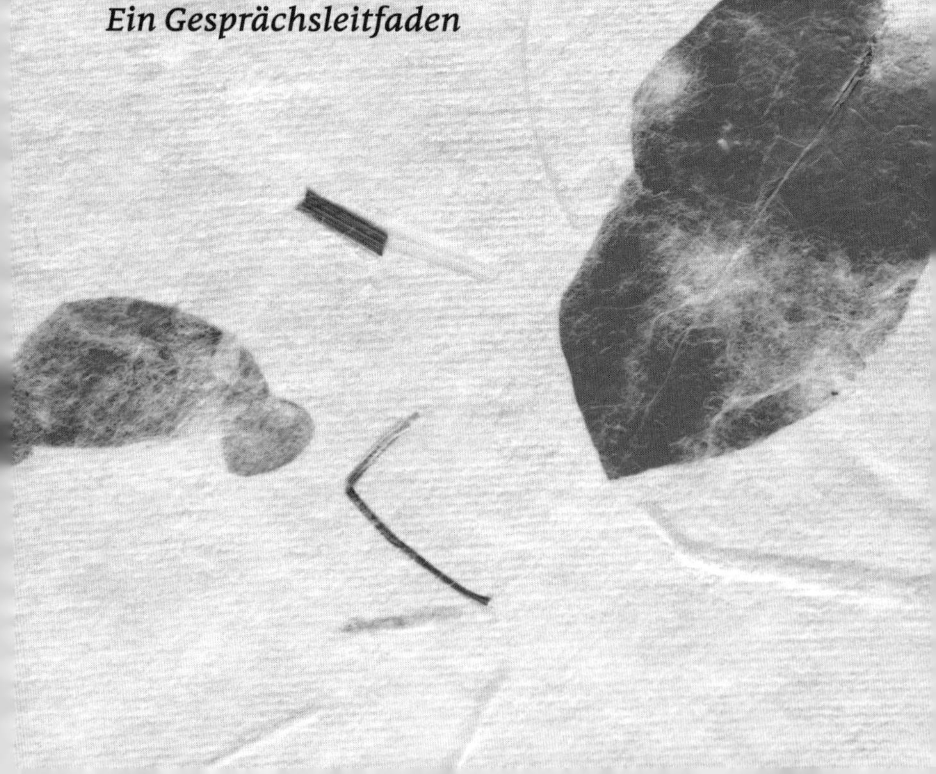

Gespräche über das Sterben finden zu Hause, im Spital und überall sonst statt, und sie finden zwischen Menschen jeden Alters statt. Ihre Ausgestaltung variiert je nach kulturellen Hintergründen, Traditionen oder Glauben der beteiligten Gesprächspartner. Sprechen wir also mit unseren Liebsten über die letzte Lebensphase und das Sterben, über unsere Wünsche zur Gestaltung dieses nicht wirklich vorstellbaren letzten Lebensabschnittes! Nur – wie ein solches Gespräch beginnen? Unser Leitfaden gibt Tipps für den Gesprächseinstieg und stellt Fragen zum ganz Naheliegenden.

Dieser Leitfaden wurde erarbeitet, um den Einstieg ins Nachdenken und in ein Gespräch zum letzten Lebensabschnitt und zum Sterben zu erleichtern. Ein solches Gespräch soll die Wünsche der Betroffenen und ihrer Angehörigen und Bezugspersonen klären. Es bildet eine Grundlage, um Entscheidungen fällen zu können, wenn der Tod nahe ist.

Es ist wichtig, sich für dieses schwierige Thema genügend Zeit zu nehmen. Die Fragen müssen nicht alle in einem einzigen Gespräch beantwortet werden, sie können über einen längeren Zeitraum hinweg besprochen werden. Schon ein einziges Gespräch kann einen großen Unterschied machen, wie Betroffene, Angehörige und Bezugspersonen mit den damit verbundenen Fragen umgehen.

Es könnte sein, dass während des Gesprächs Meinungsverschiedenheiten auftauchen. In solchen Situationen ist es wichtig, die Differenzen ernst zu nehmen und sofort darüber zu reden, sodass die Auseinandersetzung damit nicht während einer medizinischen Krise geschieht.

Schritt 1: Grundlegende Vorbereitung

Worüber müssen Sie nachdenken oder was möchten Sie zuerst noch erledigen, damit Sie sich gut auf die Themen letzter Lebensabschnitt und Sterben einlassen können?

Haben Sie spezielle Themen, über die Sie mit Ihren Angehörigen und Bezugspersonen unbedingt sprechen möchten? (z.B. Finanzen, ein bestimmtes Familienmitglied, für das gesorgt werden muss …)

Schritt 2: Standortbestimmung

Was ist das Wertvollste für Sie, wenn Sie darüber nachdenken, wie Sie den letzten Lebensabschnitt verbringen möchten? Was ist Ihnen wichtig? Was schätzen Sie im Leben am meisten?

Wenn Sie einmal Unterstützung brauchen, ist es hilfreich, wenn Ihre Angehörigen und Bezugspersonen diese Gedanken und Wünsche kennen.

Es kann auch im Gespräch mit Ihrem Arzt oder Ihrer Ärztin wichtig sein zu sagen, was für Sie Lebensqualität bedeutet. Welche Fähigkeiten möchten Sie unbedingt erhalten? Welche Behandlungen sind Ihnen wichtig und welche nicht?

Wo ich stehe:
Wählen Sie die Zahl, die Ihnen in der beschriebenen Situation am besten entspricht.

Als Patientin/Patient möchte ich wissen:

① Nur das Nötigste über meinen Zustand und meine Behandlung | ⑤ Jedes Detail über meinen Zustand und über meine Behandlung

① ② ③ ④ ⑤

Wenn ich behandelt werde, möchte ich …

① dass die Fachpersonen tun, was sie denken, es sei das Beste für mich. | ⑤ überall mitreden.

① ② ③ ④ ⑤

Wenn ich eine unheilbare Krankheit habe, möchte ich …

① nicht wissen, wie schnell sie fortschreitet. | ⑤ dass mein Arzt mir jede Veränderung meines Gesundheitszustandes und ihre Auswirkung auf meine Prognose mitteilt.

① ② ③ ④ ⑤

Schauen Sie sich Ihre Antworten an: Welche Rolle möchten Sie beim Entscheidungsprozess einnehmen?

Wie lange möchten Sie medizinisch-kurativ behandelt werden?

① Es soll alles eingesetzt werden, was möglich und sinnvoll ist, auch wenn die Behandlungen allenfalls unangenehm sind. | ⑤ Lebensqualität ist mir das Wichtigste, daher verzichte ich lieber auf Maßnahmen, die diese verringern. Ich bin bereit, dafür eine kürzere Lebensdauer in Kauf zu nehmen.

① ② ③ ④ ⑤

Was sind Ihre Bedenken die Behandlung betreffend?
① Ich mache mir Sorgen, dass ich nicht genügend Behandlung erhalte. | ⑤ Ich mache mir Sorgen, dass ich eine zu aggressive Behandlung erhalte.

① ② ③ ④ ⑤

Wo möchten Sie sein, wenn Sie am Ende Ihres Lebens stehen?
(Sie können mehrere Optionen wählen, wenn Sie sich verschiedene Szenarien vorstellen können.)

○ Im Spital
○ Im Heim
○ Im Hospiz
○ Zu Hause
○ __________

Schauen Sie sich Ihre Antworten an: Was ist Ihnen wichtig in Bezug auf die Behandlung und den Ort?

Wie weit sollen sich Ihre Angehörigen und Bezugspersonen einbringen?
① Ich möchte, dass meine Angehörigen und Bezugspersonen genau das machen, was ich mir gewünscht habe. | ⑤ Ich möchte, dass meine Angehörigen und Bezugspersonen das tun, was für sie gut und stimmig ist, auch wenn das nicht genau dem entspricht, was ich mir gewünscht habe.

① ② ③ ④ ⑤

Wenn die Zeit kommt, ...

① möchte ich allein sein. | ⑤ möchte ich von meinen Angehörigen und Bezugspersonen umgeben sein.

① ② ③ ④ ⑤

Ergänzende Gedanken dazu: Wer genau soll anwesend sein? Möchte ich, dass meine Angehörigen und Bezugspersonen möglichst nah bei mir im Raum sind, oder ist es mir lieber, sie zwar in der Nähe, aber in einem anderen Zimmer zu wissen?

Meine Angehörigen und Bezugspersonen sollen ...

① möglichst wenig über meinen Gesundheitszustand wissen. |
⑤ alles über meinen Gesundheitszustand wissen.

① ② ③ ④ ⑤

Schauen Sie sich Ihre Antworten an: Welche Rolle möchten Sie, dass Ihre Angehörigen und Bezugspersonen einnehmen? Denken Sie, dass diese wissen, was Sie gerne hätten?

Welches sind die wichtigsten drei Wünsche für Ihren letzten Lebensabschnitt, die Ihre Angehörigen, Bezugspersonen und behandelnde Fachpersonen kennen sollten?

Schritt 3: Das Gespräch

Wenn Sie für das Gespräch bereit sind, überlegen Sie sich Folgendes:

Mit wem möchten Sie sprechen?

- ○ Partnerin/Partner
- ○ Kind/Kinder
- ○ Mutter
- ○ Vater
- ○ Schwester/Bruder
- ○ Religiöse Beiständin/Beistand/Seelsorger/Seelsorgerin
- ○ Freundin/Freund
- ○ Ärztin/Arzt
- ○ Medizinische Bezugsperson
- ○ Andere: __________

Wann ist eine gute Zeit für ein solches Gespräch?

- ○ Die nächsten großen Ferien
- ○ Bevor meine Kinder ausziehen
- ○ Vor meiner nächsten Reise
- ○ Bevor ich wieder krank werde
- ○ Bevor das Baby zur Welt kommt
- ○ Beim nächsten Besuch bei meinen Eltern
- ○ Beim nächsten Besuch bei meinen erwachsenen Kindern
- ○ Beim nächsten Familientreffen
- ○ Andere: __________

Wo wäre es angenehm für Sie, ein solches Gespräch zu führen?

- ○ Am Küchentisch
- ○ In meinem Lieblingsrestaurant
- ○ An einer religiösen Stätte

- ○ Auf einem Spaziergang
- ○ Im Park
- ○ Im Auto
- ○ Andere: ___________

Was ist Ihnen wichtig zu erwähnen?
Wenn Sie am Ende von Schritt 2 die drei wichtigsten Punkte aufgeschrieben haben, können Sie dort nachsehen.

Wie beginnen?
Hier einige Ideen für den Gesprächsanfang:

- ○ Ich brauche deine/eure Hilfe in einer wichtigen Angelegenheit.
- ○ Erinnert ihr euch, wie jemand in der Familie starb – war das ein »guter« oder ein »schwieriger« Tod? Wie möchtet ihr, dass sich euer Tod davon unterscheidet?
- ○ Ich dachte an … und realisierte …
- ○ Auch wenn es mir jetzt gerade gut geht, mache ich mir Sorgen, dass … und ich möchte darauf vorbereitet sein.
- ○ Ich möchte über die Zukunft nachdenken. Mögt ihr mir helfen?
- ○ Ich habe mir einige Gedanken darüber gemacht, wie ich mein Lebensende gestalten möchte. Ich wünsche mir, dass ihr meine Gedanken anhört und mit mir darüber redet.

Möchten Sie sich weiter informieren über die Möglichkeiten, Ihr Lebensende zu gestalten? Besuchen Sie die Webseite www.pallnetz.ch. Oder sprechen Sie mit Ihrem Arzt, Ihrer Ärztin oder Ihrer Betreuerin oder Ihrem Betreuer über Fragen zum Ende des Lebens.

Schritt 4: Nach dem Gespräch

Nachdem Sie das Gespräch geführt haben, gibt es verschiedene juristische und medizinische Dokumente, die Sie kennen sollten. Nutzen Sie sie, damit alle etwas in der Hand haben, wenn die Zeit gekommen ist. Falls Sie solche Dokumente erstellen, sorgen Sie auch dafür, dass sie im Notfall zugänglich sind.

- ○ *Patientenverfügung:* Eine Patientenverfügung ist eine schriftliche Willenserklärung zu medizinischen Behandlungen. Sie gilt für den Fall, dass Sie selbst nicht mehr entscheidungsfähig sind oder Ihren Willen nicht mehr äußern können. Eine Patientenverfügung muss schriftlich erstellt, datiert und handschriftlich unterzeichnet sein. Sie kann jederzeit geändert oder vernichtet werden.

- ○ *Vorsorgeauftrag:* In einem Vorsorgeauftrag können Sie eine Person bestimmen, die im Falle Ihrer Urteilsunfähigkeit einspringt. Fragen Sie die Vertrauensperson, ob sie damit einverstanden ist. Diese Vertrauensperson können Sie für alle oder nur einen von drei Bereichen einsetzen: persönliches Wohl (Personensorge), Finanzen (Vermögenssorge) oder als Vertretung in rechtlichen Angelegenheiten. Die Personensorge umfasst die Befugnis, über medizinische Maßnahmen zu entscheiden, sofern keine Patientenverfügung vorliegt.

- ○ *Testament:* Mit einem Testament können Sie bestimmen, was mit Ihren Vermögenswerten nach Ihrem Tod geschieht. Indem Sie ein Testament aufsetzen, können Sie von den gesetzlichen Bestimmungen in Sachen Erbschaft abweichen. Wenn Sie das möchten, können Sie im Testament auch eine

Willensvollstreckerin oder einen Willensvollstrecker festlegen. Diese oder dieser wird damit von Ihnen beauftragt, dafür zu sorgen, dass Ihr Testament umgesetzt wird.

ANHANG

Anmerkungen

1 Vgl. dazu Arnulf Deppermann: Multimediale Narration im Angesicht des Todes. Zeugnisse terminaler KrebspatientInnen im Internet, in: S. Peng-Keller, A. Mauz (Hg.): Sterbenarrative. Hermeneutische Erkundungen des Erzählens am/vom Lebensende (in Vorbereitung).

2 Harvey M. Chochinov: Dignity Therapy. Final Words for Final Days, 2012.

3 Harvey M. Chochinov et al.: Dignity in the terminally ill: a developing empirical model. Soc Sci Med. 54(3), 2002, S. 433-43.

4 Ich übernehme die deutsche Übersetzung des Fragekatalogs aus: Annika Schramm, Daniel Berthold, Martin Weber, Jan Gramm: »Dignity Therapy« – Eine psychologische Kurzintervention zur Stärkung von Würde am Lebensende. Palliativmedizin 15(3), 2014, S. 99–101.

5 Chochinov: Dignity Therapy, S. 180 (meine Übersetzung).

6 Vgl. Kathrin Hillermann, Dietrich Niethammer: Bilder sterbender Kinder. Symbolische Kommunikation aus kunsttherapeutischer Sicht, in: S. Peng-Keller (Hg.): Bilder als Vertrauensbrücken. Die Symbolsprache Sterbender verstehen (in Vorbereitung).

7 Erhard Weiher: Symbolische Kommunikation in Seelsorge und Spiritual Care, in: S. Peng-Keller (Hg.): Bilder als Vertrauensbrücken. Die Symbolsprache Sterbender verstehen (in Vorbereitung).

8 Ebd.

9 Ebd.

10 Ebd.

11 Chochinov: Dignity Therapy, S. 81.

12 Erik H. Erikson: Identität und Lebenszyklus, Frankfurt a. M. 1973, S. 117f.

13 Andreas Kruse: Menschenbild und Menschenwürde als grundlegende Kategorien der Lebensqualität demenzkranker Menschen, in: ders. (Hg.): Lebensqualität bei Demenz? Zum gesellschaftlichen und individuellen Umgang mit

einer Grenzsituation im Alter, 2010, S. 3–25, hier: S. 9.

14 Irvin D. Yalom: In die Sonne schauen. Wie man die Angst vor dem Tod überwindet, 2010, S. 86.

15 Hillermann,Niethammer: Bilder sterbender Kinder.

16 Martina Holder-Franz: »... dass du bis zuletzt leben kannst.« Spiritualität und Spiritual Care bei Cicely Saunders: TVZ 2012, S. 45.

17 Remission bedeutet, die Leukämie ist nicht mehr nachweisbar, aber noch nicht geheilt. Die Therapie geht mit Erreichen der Remission weiter.

18 John Green: Das Schicksal ist ein mieser Verräter. München 2012. Sally Nicholls: Wie man unsterblich wird. Jede Minute zählt. München 2008. Michael Schaerer: Stationspiraten. Schweizer Neuverfilmung des spanischen Films Planta 4a (Antonio Mercero 2003).

19 »Kind« schließt im Text häufig auch den Jugendlichen ein und ist als umfassender Begriff zu verstehen.

20 Zyanose bezeichnet die violett-bläuliche Verfärbung der Haut und Schleimhäute und ist bei Patienten mit Herzfehlern Zeichen der Unterversorgung mit Sauerstoff.

21 John Green: Das Schicksal ist ein mieser Verräter. München 2012. Sally Nicholls: Wie man unsterblich wird. Jede Minute zählt. München 2008. Michael Schaerer: Stationspiraten. Schweizer Neuverfilmung des spanischen Films Planta 4a (Antonio Mercero 2003).

22 M.C. Kars, M.H. Grypdonck, L.C. de Bock, J.M. van Delden: The parents' ability to attend to the ›voice of their child‹ with incurable cancer during the palliative phase. Health Psychology 34(4), 2015, S. 446–52.

23 Antje Damm: Kiki. München 2012.

24 Name ohne Bezug zu einer realen Person.

25 Name geändert.

26 http://deathcafe.com/death cafe/3421.

27 Bernard Crettaz: Cafés Mortels: Sortir la Mort du Silence. Geneva, Labor et fides, 2010.

28 www.deathoverdinner.org.

29 Marion Desjardins, Originaltext Französisch verfasst für vorliegendes Buch im Juni/Juli 2016 (Übersetzung Claudia Graf-Grossmann).

30 www.wissen.de/froehliches-totenfest-mexiko-feiert-den-dia-de-los-muertos.

31 Malcolm Lowry: Under the Volcano, 1947/1962.

32 Jorgos Canacakis, www.trauer seminare-akademie-dr-cana cakis.de.

33 Ulrike Reimann: Entwicklungshilfe vom Balkan, Artikel vom 27.7.2009 bei Borovac-Knabe und Partner, die Südosteuropa-Experten, www.borovac-knabe.de, Ulrike Reimann auch www.emotionskultur.de und www.protranskultur.de.

34 Hans Bonnet: Klageweib, in Lexikon der ägyptischen Religionsgeschichte, Nikol, 2000, S. 376–377, Elisabeth Bergmann: Töchter Ägyptens – die Geschichte der Frauen am Nil. Grin, 2007, S. 14f. und Gerhard Müller: Theologische Realenzyklopädie, 2002, S. 5.

35 http://dying.lovetoknow.com/native-american-death-rituals.

36 Constantin von Barloewen: Der Tod in den Weltreligionen und Weltkulturen, in: Der Überblick 02/2003. Siehe auch das gleichnamige Buch im Inselverlag, 2000.

37 http://deathcafe.com/c/Switzerland.

38 www.grossmuetter.ch.

39 www.seniorweb.ch/know ledge-article/%C3%BCber-tod-und-sterben-reden.

40 www.corneliakazis.ch.

41 www.faehrfrauen.ch.

42 Sabine Brönnimann: Wenn die Zeit sich neigt, 2012.

43 Allan Anderson: Macmillan Encyclopedia of Death and Dying, 2002.

44 Gabriella Baumann-von Arx, Text verfasst für vorliegendes Buch im Juni/Juli 2016.

45 www.theinitialjourney.com/features/eskimos-old-age.

46 www.trigon-film.org/de/movies/Narayama.

47 www.japantimes.co.jp/news/2009/07/28/reference/japans-funerals-deep-rooted-mix-of-ritual-form.

48 Karla Combres und Lisa Greig, Mail, Originaltext Englisch verfasst für Buch, Juni/Juli 2016 (Übersetzung Claudia Graf-Grossmann).

Bibliografie

Eva Bergsträsser: Palliative Care bei Kindern. Schwerkranke Kinder begleiten, Abschied nehmen, weiterleben lernen, Bern 2014.

Myra Bluebond-Langner: The Private Worlds of Dying Children, Princeton, New Jersey 1978.

Elisabeth Kübler-Ross: Kinder und Tod, München 2000.

Regula Meier: Ein Stein, der mir Flügel macht. Wie meine krebskranke Tochter der Kräuterhexe begegnete, Zürich 2015.

Adressen

palliative zh+sh
Arterstr. 28, 8032 Zürich
044 240 16 20 | info@pallnetz.ch
www.pallnetz.ch
Sektion Zürich und Schaffhausen von palliative ch

Verband spezialisierter ambulanter Palliative Care Teams SPaC
044 240 16 20 | info@spac.ch
www.spac.ch

Verein WABE Limmattal
Sägestrasse 21, 8952 Schlieren
079 270 96 07
info@wabe-limmattal.ch
www.wabe-limmattal.ch

palliative ch
Schweizerische Gesellschaft für Palliative Medizin, Pflege und Begleitung
Bubenbergplatz 11, 3011 Bern
044 240 16 21 | info@palliative.ch
www.palliative.ch

Mehr Adressen finden Sie unter www.pallnetz.ch/angebote

Biografien

Eva Bergsträsser (PD Dr. med.) arbeitet als Kinderärztin und Kinderonkologin am Universitäts-Kinderspital Zürich und leitet das 2008 gegründete Kompetenzzentrum für Pädiatrische Palliative Care. Neben der klinischen Tätigkeit in der Palliative Care, Onkologie und Schmerztherapie lehrt, forscht und publiziert sie und engagiert sich in der Schweiz für die Weiterentwicklung der Palliative Care für Kinder und deren Familien.

Felix Eidenbenz, 1947, absolvierte die Ausbildung zum Werbe- und Modefotografen. Seit 1977 ist er selbständig mit eigenem Atelier in Zürich. Nach dem »Wegzug« aus der Modefotografie beschäftigt ihn die anspruchsvolle Porträt- und Still-life-Fotografie. Ab 2010 präsentiert er mehrere Ausstellungen mit freien fotografisch verfremdeten Arbeiten. 2014 erschien das Buch »Vom Anfangen und Weitermachen – Frauen erzählen von ihrem Leben nach Brustkrebs« von Teelke Beck und Irene Brenneisen (rüffer & rub Sachbuchverlag) mit seinen Porträts von Betroffenen.

Franziska Eidenbenz, 1957 in Bern geboren, 1974 Ausbildung als medizinische Praxisassistentin (MPA), danach Absolvierung Kosmetikfachschule, eigenes Kosmetikstudio in Bern. 1988–2001 selbständige Visagistin/Maskenbildnerin für Fotografie und Film. Ab 2001 wieder als MPA tätig. Weiterbildung zur FAGE im ZAG Winterthur. 2013–2016 im Pflegeteam Tertianum Segeten.

Claudia E. Graf-Grossmann ist Kommunikationsfachfrau und Betriebsökonomin. 2007 erschien ihr erster Roman »Die Rosenkranz-Sonaten«, 2015 ging sie in der Biografie »Marcel Grossmann – Aus Liebe zur Mathematik« (Römerhof Verlag) den Spuren ihres Großvaters nach. Die Autorin lebt in der Schweiz und in Frankreich.

Monika Obrist, 1957, ist seit 2005 Vorstandsmitglied von palliative zh+sh und leitet seit vier Jahren auch dessen Geschäftsstelle. Nach Ausbildungen in Betriebswirtschaft, Pflege und Palliative Care führte sie 20

Jahre lang Spitexbetriebe in der Stadt Zürich und im Zürcher Oberland, studierte in Wien Organisationsentwicklung und -ethik und engagiert sich seit vielen Jahren für die Entwicklung von Palliative Care in allen Versorgungsbereichen in den Kantonen Zürich und Schaffhausen. Sie ist Mutter und Großmutter und lebt mit ihrem Partner in Männedorf.

Simon Peng-Keller (Prof. Dr. theol.), 1969, ist seit 2015 Professor für Spiritual Care an der Universität Zürich und Seelsorger im Kompetenzzentrum Palliative Care des Universitätsspitals Zürich. Er ist Mitherausgeber der Zeitschrift »Spiritual Care« und wirkt als Dozent für Theologie des geistlichen Lebens an der Hochschule Chur. Mehrere Forschungsprojekte im Bereich Spiritual Care. Publikationen im Bereich Spiritualität und Spiritual Care.